# Berichte zur Lebensmittelsicherheit 2012

Berichte zur Lebensmittelsicherheit 2012

# Berichte zur Lebensmittelsicherheit 2012

## Bundesweiter Überwachungsplan 2012

Gemeinsamer Bericht des Bundes und der Länder

# BVL-Reporte


## IMPRESSUM

**Bibliografische Information der Deutschen Bibliothek**

Die Deutsche Bibliothek verzeichnet diese Publikation in der Deutschen Nationalbibliografie; detaillierte bibliografische Daten sind im Internet über http://dnb.ddb.de abrufbar.

ISBN 978-3-319-02809-5
ISBN 978-3-319-02810-1 (eBook)
DOI 10.1007/978-3-319-02810-1
Springer Basel Dordrecht London New York





| | |
|---|---|
| Herausgeber: | Bundesamt für Verbraucherschutz und Lebensmittelsicherheit (BVL)<br>Dienststelle Berlin<br>Mauerstraße 39–42<br>D-10117 Berlin |
| Schlussredaktion: | Herr K. Bentlage (kb-lektorat), Frau Dr. S. Dombrowski (BVL, Pressestelle) |
| Koordination: | Frau Dr. S. Lhafi (BVL, Ref. 103), Frau D. Köppe (BVL, Ref. 103) |
| Redaktionsgruppe: | Frau B. Bienzle (LAV-ALB), Herr Dr. H. Diepolder (ALTS),<br>Frau B. Ehrentreich (LAV-ALB), Frau D. Köppe (BVL, Ref. 103),<br>Frau Dr. S. Lhafi (BVL, Ref. 103), Herr Dr. J.-A. Lienau (LAV-AFFL),<br>Herr Dr. A. Preuß (ALS) |

Die Autoren der Berichte zu den einzelnen Programmen werden in den Kapiteln 4 bis 7 unter der betreffenden Programmübersicht genannt.

| | |
|---|---|
| ViSdP: | Frau N. Banspach (BVL, Pressestelle) |
| Umschlaggestaltung: | le-tex publishing services GmbH |
| Titelbild: | ©photophonie – Fotolia.com |
| Satz: | le-tex publishing services GmbH |

Gedruckt auf säurefreiem und chlorfrei gebleichtem Papier

Springer Basel ist Teil der Fachverlagsgruppe Springer Science+Business Media (www.springer.com)

# Inhaltsverzeichnis

Die Allgemeine Verwaltungsvorschrift über Grundsätze zur Durchführung der amtlichen Überwachung der Einhaltung lebensmittelrechtlicher, weinrechtlicher, futtermittelrechtlicher und tabakrechtlicher Vorschriften (AVV Rahmen-Überwachung – AVV RÜb) vom 3. Juni 2008 regelt Grundsätze für die Zusammenarbeit der Behörden der Bundesländer untereinander und mit dem Bund und soll zu einer einheitlichen Durchführung der lebensmittelrechtlichen und weinrechtlichen Vorschriften für die amtliche Kontrolle beitragen.

Je 1.000 Einwohner und Jahr muss die Zahl amtlicher Proben nach § 9 der AVV RÜb bei Lebensmitteln grundsätzlich 5 (entspricht insgesamt ca. 400.000 Proben in Deutschland), bei Tabakerzeugnissen, kosmetischen Mitteln und Bedarfsgegenständen grundsätzlich insgesamt 0,5 Proben bzw. insgesamt ca. 40.000 Proben betragen. Ein Teil dieser Gesamtprobenzahl (0,15 bis 0,45 Proben je 1.000 Einwohner und Jahr, d. h. ca. 12.000 bis ca. 36.000 Proben) wird nach § 11 AVV RÜb bundesweit einheitlich im Rahmen des Bundesweiten Überwachungsplans (BÜp) und anderer koordinierter Programme untersucht.

*Berichte zur Lebensmittelsicherheit 2012*, DOI 10.1007/978-3-319-02810-1_1,
© Bundesamt für Verbraucherschutz und Lebensmittelsicherheit (BVL) 2013

Der Bundesweite Überwachungsplan (BÜp) ist ein für ein Jahr festgelegter Plan über die zwischen den Bundesländern abgestimmte Durchführung von amtlichen Kontrollen zur Überprüfung der Einhaltung der lebensmittelrechtlichen, weinrechtlichen und tabakrechtlichen Vorschriften. Er kann Programme enthalten zu Produkt- und Betriebskontrollen oder eine Kombination aus beidem. Im Gegensatz zum Monitoring nach § 50–52 des Lebensmittel- und Futtermittelgesetzbuch (LFGB) ist der BÜp ein risikoorientiertes Überwachungsprogramm. Das heißt, dass die Auswahl der zu untersuchenden Proben und der zu kontrollierenden Betriebe gezielt auf Basis einer Risikoanalyse erfolgt. Im Rahmen des BÜp können Lebensmittel, Kosmetika und Bedarfsgegenstände untersucht werden. Die Untersuchungen von Erzeugnissen können dabei beispielsweise die folgenden Aspekte abdecken: chemische Parameter, mikrobiologische Parameter, die Anwendung bestimmter Herstellungsverfahren oder die Überprüfung von Kennzeichnungselementen. Betriebskontrollen werden vorrangig durchgeführt zur Prüfung der Einhaltung hygienerechtlicher Vorgaben, der Rückverfolgbarkeit, der Zusammensetzung und der Kennzeichnung der Produkte.

Ziel des BÜp ist es, bundesweite Aussagen über die Einhaltung lebensmittelrechtlicher, weinrechtlicher und tabakrechtlicher Vorschriften einschließlich Täuschungsschutz zu erhalten. Gerade bei neuen gesetzlichen Regelungen, wie beispielsweise neu eingeführten Höchstgehalten oder geänderten Kennzeichnungsvorschriften, sind bundesweite Aussagen zum Grad der Umsetzung bzw. der Verstöße von Interesse. Außerdem werden im BÜp auch häufig Daten zur Klärung von aktuellen Fragestellungen und zur Festlegung vorläufiger Höchstgehalte erhoben.

Die Bundesländer, das Bundesministerium für Ernährung, Landwirtschaft und Verbraucherschutz (BMELV), das Bundesinstitut für Risikobewertung (BfR) sowie das Bundesamt für Verbraucherschutz und Lebensmittelsicherheit (BVL) können Vorschläge für BÜp-Programme einreichen. Die Entscheidung, welche dieser Programme tatsächlich durchgeführt werden sollen, wird in der BÜp-Expertengruppe getroffen.

Da aufgrund regionaler Unterschiede nicht alle Fragestellungen für alle Bundesländer gleich relevant sind, entscheiden diese eigenständig, an welchen BÜp-Programmen sie sich mit wie vielen Proben beteiligen. Eine Umsetzung der Programme erfolgt nur dann, wenn mindestens zwei Bundesländer eine Beteiligung daran zusagen. Auf der Basis der ausgewählten Programme wird vom BVL der BÜp erstellt.

Die im Rahmen des BÜp erhobenen Daten werden dem BVL übermittelt. Nach Überprüfung der Vollständigkeit der von den Ländern übermittelten Daten werden die Einzeldaten zu den einzelnen Programmen zusammengestellt. Nach einer ersten Plausibilitätsprüfung im BVL werden die zusammengestellten Einzeldaten den Programminitiatoren übermittelt, die ihrerseits eine weitere Plausibilitätsprüfung der Daten vornehmen. Gleichzeitig mit den Einzeldaten erhalten die Programminitiatoren einen Vorschlag für die tabellarische Darstellung der Auswertungen zu dem von ihnen initiierten Programm. Entsprechend der Rückmeldung des jeweiligen Programminitiators werden die Auswertungen der Daten in der Regel im BVL vorgenommen. Anhand der vom BVL übermittelten Auswertungen erstellen die Programminitiatoren einen Berichtsentwurf. Die übermittelten Berichtsentwürfe werden mit den allgemeinen Kapiteln zu einem Gesamtberichtsentwurf zusammengeführt und der BÜp-Redaktionsgruppe übermittelt. Die in der Redaktionsgruppe abgestimmte Fassung wird anschließend den Obersten Landesbehörden zur Zustimmung übermittelt. Nach der öffentlichen Vorstellung des Endberichts durch das BVL gemeinsam mit dem LAV-Vorsitz steht dieser gemeinsame Bericht des Bundes und der Länder sowohl in gedruckter Form als auch elektronisch unter http://www.bvl.bund.de/buep allen Interessierten zur Verfügung.

*Berichte zur Lebensmittelsicherheit 2012*, DOI 10.1007/978-3-319-02810-1_2,
© Bundesamt für Verbraucherschutz und Lebensmittelsicherheit (BVL) 2013

Insgesamt 17 Programme wurden für den BÜp 2012 ausgewählt, an denen sich die Bundesländer und die Bundeswehr mit ca. 5.300 Proben und ca. 6.500 Betriebskontrollen beteiligten (Tab. 3.1). Es wurden Probenahmen in den Bereichen Lebensmittel, Bedarfsgegenstände und Kosmetika sowie Betriebskontrollen durchgeführt. Tabelle 3.2 zeigt eine Übersicht der Beteiligung der Bundesländer an den einzelnen Programmen.

Die Programme und deren Ergebnisse sind in Kapitel 4 detailliert dargestellt. Die Empfehlungen, die für die amtliche Kontrolle aus den Ergebnissen abgeleitet werden können, sind in Tabelle 3.1 in kurzer und prägnanter Form gelistet.

*Berichte zur Lebensmittelsicherheit 2012*, DOI 10.1007/978-3-319-02810-1_3,
© Bundesamt für Verbraucherschutz und Lebensmittelsicherheit (BVL) 2013

**Tab. 3.1** Programme des Bundesweiten Überwachungsplans 2012 sowie Anzahl ausgewerteter Proben und Empfehlungen, die für die amtliche Kontrolle oder den Gesetzgeber aus diesen Programmen abgeleitet werden können

| Programm | Anzahl Proben | Anzahl Betriebskontrollen | Empfehlung |
|---|---|---|---|
| **Untersuchung von Lebensmitteln auf Stoffe und die Anwendung von Verfahren** | | | |
| polyzyklische aromatische Kohlenwasserstoffe in gegrilltem Fleisch | 447 | – | stichprobenartige routinemäßige Kontrolle |
| Azofarbstoffe in ausgewählten Lebensmitteln | 863 | – | Verstärkte Berücksichtigung in der amtlichen Kontrolle, ggf. Wiederaufgreifen in einem angepassten Programm |
| Blei in siliciumhaltigen Nahrungsergänzungsmitteln | 175 | – | stichprobenartige routinemäßige Kontrolle |
| Brühwurst ohne Kennzeichnung der Verarbeitung von Geflügelfleisch | 858 | – | stichprobenartige routinemäßige Kontrolle |
| Bestimmung von Glutaminsäure in asiatischen Suppen aus Restaurants und Imbissen | 711 | – | Verstärkte Berücksichtigung in der amtlichen Kontrolle |
| **Untersuchung von Lebensmitteln auf Mikroorganismen** | | | |
| Eiswürfel aus der Gastronomie | 671 | – | stichprobenartige routinemäßige Kontrolle |
| mikrobieller Status von offen angebotenen frisch gepressten Frucht- und Gemüsesäften aus Saftbars | 368 | – | stichprobenartige routinemäßige Kontrolle, ggf. Wiederaufgreifen in einem angepassten Programm, wenn Kriterien vorliegen |
| mikrobieller Status von verpackten Sandwiches kurz vor Erreichen des Mindesthaltbarkeitsdatums | 516 | – | stichprobenartige routinemäßige Kontrolle |
| **Untersuchung von Bedarfsgegenständen und kosmetischen Mitteln** | | | |
| Photoinitiatoren in karton-/papierverpackten Import-Lebensmitteln | 66 | – | stichprobenartige routinemäßige Kontrolle |
| Nickelfreisetzung aus Spielzeug aus Metall | 168 | – | verstärkte Berücksichtigung in der amtlichen Kontrolle, ggf. Wiederaufgreifen in einem angepassten Programm |
| Freisetzung von Formaldehyd aus Bedarfsgegenständen mit Lebensmittelkontakt aus Melamin | 260 | – | Gegenstände, die bei max. 70 °C verwendet werden: stichprobenartige routinemäßige Kontrolle Gegenstände, die zum Kochen verwendet werden: verstärkte Berücksichtigung in der amtlichen Kontrolle |
| Körperpflegemittel, ausgelobt als „parfümfrei" oder sinngleich | 186 | – | verstärkte Berücksichtigung in der amtlichen Kontrolle |
| **Betriebskontrollen** | | | |
| roheihaltige Speisen in der Gastronomie | – | 1.674 | verstärkte Berücksichtigung in der amtlichen Kontrolle |
| Überprüfung von importierten kosmetischen Mitteln in Kosmetik- und Nagelstudios | – | 501 | verstärkte Berücksichtigung in der amtlichen Kontrolle |
| Hygienemanagement in Imbissverkaufseinrichtungen auf Märkten und Volksfesten | – | 2.589 | verstärkte Berücksichtigung in der amtlichen Kontrolle |
| Belastbarkeit von Systemen zur Rückverfolgbarkeit in kleinen und mittleren Betrieben | – | 1.165 | verstärkte Berücksichtigung in der amtlichen Kontrolle, ggf. Wiederaufgreifen in einem angepassten Programm |
| nachgemachter Joghurt in der Gastronomie (Joghurt mit Pflanzenfett) | – | 541 | verstärkte Berücksichtigung in der amtlichen Kontrolle |
| **Gesamt** | **5.289** | **6.470** | |

**Tab. 3.2**  Beteiligung der Bundesländer an den einzelnen Programmen des Bundesweiten Überwachungsplans 2012 (grau unterlegte Felder). BW: Baden-Württemberg, BY: Bayern, BE: Berlin, BB: Brandenburg, HB: Bremen, HH: Hamburg, HE: Hessen, MV: Mecklenburg-Vorpommern, NI: Niedersachsen, NW: Nordrhein-Westfalen, RP: Rheinland-Pfalz, SL: Saarland, SN: Sachsen, ST: Sachsen-Anhalt, SH: Schleswig-Holstein, TH: Thüringen, BMVg: Bundeswehr

| Programmtitel | Beteiligte Bundesländer | | | | | | | | | | | | | | | | |
|---|---|---|---|---|---|---|---|---|---|---|---|---|---|---|---|---|---|
| **Untersuchung von Lebensmitteln auf Stoffe und die Anwendung von Verfahren** | BW | BY | BE | BB | HB | HH | HE | MV | NI | NW | RP | SL | SN | ST | SH | TH | BMVg |
| polyzyklische aromatische Kohlenwasserstoffe in gegrilltem Fleisch | | | | | | | | | | | | | | | | | |
| Azofarbstoffe in ausgewählten Lebensmitteln | | | | | | | | | | | | | | | | | |
| Blei in siliciumhaltigen Nahrungsergänzungsmitteln | | | | | | | | | | | | | | | | | |
| Brühwurst ohne Kennzeichnung der Verarbeitung von Geflügelfleisch | | | | | | | | | | | | | | | | | |
| Bestimmung von Glutaminsäure in asiatischen Suppen aus Restaurants und Imbissen | | | | | | | | | | | | | | | | | |
| **Untersuchung von Lebensmitteln auf Mikroorganismen** | BW | BY | BE | BB | HB | HH | HE | MV | NI | NW | RP | SL | SN | ST | SH | TH | BMVg |
| Eiswürfel aus der Gastronomie | | | | | | | | | | | | | | | | | |
| mikrobieller Status von offen angebotenen frisch gepressten Frucht- und Gemüsesäften aus Saftbars | | | | | | | | | | | | | | | | | |
| mikrobieller Status von verpackten Sandwiches kurz vor Erreichen des Mindesthaltbarkeitsdatums | | | | | | | | | | | | | | | | | |
| **Untersuchung von Bedarfsgegenständen und kosmetischen Mitteln** | BW | BY | BE | BB | HB | HH | HE | MV | NI | NW | RP | SL | SN | ST | SH | TH | BMVg |
| Photoinitiatoren in karton-/papierverpackten Import-Lebensmitteln | | | | | | | | | | | | | | | | | |
| Nickelfreisetzung aus Spielzeug aus Metall | | | | | | | | | | | | | | | | | |
| Freisetzung von Formaldehyd aus Bedarfsgegenständen mit Lebensmittelkontakt aus Melamin | | | | | | | | | | | | | | | | | |
| Körperpflegemittel, ausgelobt als „parfümfrei" oder sinngleich | | | | | | | | | | | | | | | | | |
| **Betriebskontrollen** | BW | BY | BE | BB | HB | HH | HE | MV | NI | NW | RP | SL | SN | ST | SH | TH | BMVg |
| roheihaltige Speisen in der Gastronomie | | | | | | | | | | | | | | | | | |
| Überprüfung von importierten kosmetischen Mitteln in Kosmetik- und Nagelstudios | | | | | | | | | | | | | | | | | |
| Hygienemanagement in Imbissverkaufseinrichtungen auf Märkten und Volksfesten | | | | | | | | | | | | | | | | | |
| Belastbarkeit von Systemen zur Rückverfolgbarkeit in kleinen und mittleren Betrieben | | | | | | | | | | | | | | | | | |
| nachgemachter Joghurt in der Gastronomie (Joghurt mit Pflanzenfett) | | | | | | | | | | | | | | | | | |

## 4.1 Polyzyklische aromatische Kohlenwasserstoffe in gegrilltem Fleisch

Klara Jirzik, BVL

### 4.1.1 Ausgangssituation

Bei den polyzyklischen aromatischen Kohlenwasserstoffen (PAK) handelt es sich um eine Stoffgruppe von organischen Verbindungen, die im Herstellungsprozess von Lebensmitteln wie beispielsweise bei der Erhitzung von Fleischerzeugnissen entstehen können. In Dänemark und Frankreich sind im Rahmen der amtlichen Überwachung erhöhte Gehalte von PAK in gegrilltem Fleisch (z. B. Hamburger, Cheeseburger) festgestellt worden. Da einige Vertreter der PAK erbgutverändernde und karzinogene Eigenschaften besitzen, müssen ihre Gehalte in Lebensmitteln aus Gründen des gesundheitlichen Verbraucherschutzes so niedrig sein, wie dies im Rahmen der guten Herstellungspraxis bzw. durch angemessene Verarbeitungsbedingungen zu erreichen ist. Daher wurden mit der Verordnung (EG) Nr. 835/2011 der Kommission zur Änderung der Verordnung (EG) Nr. 1881/2006 EU-weit harmonisierte Höchstgehalte sowohl für Benzo(a)pyren als auch für die Summe der PAK-4-Leitsubstanzen für Fleisch und Fleischerzeugnisse festgelegt, die einer Wärmebehandlung unterzogen werden, bei der PAK gebildet werden können. In einer Fußnote wird präzisiert, dass darunter nur das Grillen zu verstehen ist. Diese Verordnung gilt seit dem 01. September 2012.

### 4.1.2 Ziel

Mit diesem Programm sollte der Gehalt der PAK-4-Leitsubstanzen (PAK-4-Einzelkongenere: Benzo(a)pyren, Chrysen, Benzo(a)anthracen und Benzo(b)fluoranthen) sowie der Gehalt der Summe der PAK-4 in gegrilltem Fleisch bestimmt werden. Des Weiteren sollte der Einfluss der Grillzubereitung auf die Entstehung von PAK in diesen Erzeugnissen untersucht werden.

### 4.1.3 Ergebnisse

An diesem Programm beteiligten sich 12 Bundesländer mit insgesamt 447 Proben. Die Untersuchungsergebnisse zu den Gehalten an PAK in Grillfleischerzeugnissen sind in Tabelle 4.1.1 dargestellt. Die mittleren Gehalte an Benzo(a)pyren (0,051 µg/kg – 0,59 µg/kg) sowie die mittleren Summengehalte der PAK-4-Einzelkongenere (0,64 µg/kg – 2,13 µg/kg) bewegen sich bei den untersuchten Proben von gegrilltem Schweine-, Rind- und Geflügelfleisch sowie bei den gegrillten Wurst- bzw. Hackfleischerzeugnissen auf niedrigem Niveau. In einer Probe von gegrilltem Schweinefleisch bzw. in 2 Proben von gegrilltem Hackfleisch war der Höchstgehalt für Benzo(a)pyren von 5 µg/kg und in einer Probe gegrilltem Hackfleisch der Summen-PAK-4-Höchstgehalt von 30 µg/kg überschritten. In den Warengruppen Rind- und Geflügelfleisch sowie Wurstwaren traten keine Höchstgehaltsüberschreitungen auf, was die geringe PAK-Belastung dieser Lebensmittel bestätigt. Demgegenüber zeigen die Mediangehalte in Höhe von 2,81 µg/kg bzw. 5,5 µg/kg und insbesondere das 90. Perzentil in Höhe von 10,85 µg/kg bzw. 31,7 µg/kg bei der Produktkategorie „Burger" (gegrillte Hamburger bzw. Cheeseburger) einen etwas erhöhten Kontaminationsgrad sowohl für Benzo(a)pyren als auch für die Summe der PAK-4-Gehalte auf. Des Weiteren sind für gegrillte Fleischerzeugnisse sonstiger Tierarten erhöhte Gehalte festzustellen. Dies spiegelt sich auch in dem vergleichsweise erhöhten Anteil an Höchstgehaltsüberschreitungen für Benzo(a)pyren und der PAK-4 bei diesen Lebensmitteln wider.

In Tabelle 4.1.2 werden die Untersuchungsergebnisse nach Art der Grillzubereitung (elektrische Grillzubereitung, Holzkohle- und Gasgrillzubereitung) unterteilt. Die geringen Mediangehalte für Benzo(a)pyren im Be-

*Berichte zur Lebensmittelsicherheit 2012*, DOI 10.1007/978-3-319-02810-1_4,
© Bundesamt für Verbraucherschutz und Lebensmittelsicherheit (BVL) 2013

**Tab. 4.1.1** Polyzyklische aromatische Kohlenwasserstoffgehalte und PAK-4-Gehalte in gegrilltem Fleisch und Wurstwaren

| Fleisch Schwein | Anzahl untersuchter Proben | Min[#] | Median[#] | 90. Perzentil[#] | Max[#] | Anteil Proben > HG* [%] |
|---|---|---|---|---|---|---|
| Benzo[a]pyrengehalt (µg/kg) | 96 | 0,05 | 0,41 | 2,76 | 6,80 | 0,9 |
| Chrysengehalt (µg/kg) | 96 | 0,14 | 1,00 | 5,47 | 7,93 | – |
| Benzo[a]anthracengehalt (µg/kg) | 96 | 0,04 | 0,61 | 3,94 | 6,50 | – |
| Benzo(b)fluoranthengehalt (µg/kg) | 95 | 0,06 | 0,50 | 1,62 | 3,30 | – |
| **Summe der PAK-4-Gehalte** (µg/kg) | **94** | **0,14** | **2,13** | **10,2** | **20,2** | **–** |
| **Fleisch Rind** | **Anzahl untersuchter Proben** | **Min[#]** | **Median[#]** | **90. Perzentil[#]** | **Max[#]** | **Anteil Proben > HG* [%]** |
| Benzo[a]pyrengehalt (µg/kg) | 9 | 0,50 | 0,05 | – | 0,52 | – |
| Chrysengehalt (µg/kg) | 9 | 0,60 | 0,60 | – | 0,60 | – |
| Benzo[a]anthracengehalt (µg/kg) | 9 | 0,47 | 0,84 | – | 1,20 | – |
| Benzo(b)fluoranthengehalt (µg/kg) | 9 | 0,47 | 0,47 | – | 0,47 | – |
| **Summe der PAK-4-Gehalte** (µg/kg) | **9** | **1,72** | **1,88** | **–** | **2,04** | **–** |
| **Fleisch Geflügel** | **Anzahl untersuchter Proben** | **Min[#]** | **Median[#]** | **90. Perzentil[#]** | **Max[#]** | **Anteil Proben > HG* [%]** |
| Benzo[a]pyrengehalt (µg/kg) | 36 | 0,10 | 0,11 | 0,18 | 0,29 | – |
| Chrysengehalt (µg/kg) | 36 | 0,10 | 0,42 | 0,70 | 1,41 | – |
| Benzo[a]anthracengehalt (µg/kg) | 36 | 0,10 | 0,24 | 0,58 | 0,70 | – |
| Benzo(b)fluoranthengehalt (µg/kg) | 36 | 0,10 | 0,16 | 0,22 | 0,61 | – |
| **Summe der PAK-4-Gehalte** (µg/kg) | **36** | **0,20** | **0,64** | **1,33** | **2,89** | **–** |
| **Fleisch sonstiger Tierarten** | **Anzahl untersuchter Proben** | **Min[#]** | **Median[#]** | **90. Perzentil[#]** | **Max[#]** | **Anteil Proben > HG* [%]** |
| Benzo[a]pyrengehalt (µg/kg) | 9 | 0,17 | 1,13 | – | 15,3 | 22,2 |
| Chrysengehalt (µg/kg) | 9 | 0,41 | 1,75 | – | 9,96 | – |
| Benzo[a]anthracengehalt (µg/kg) | 9 | 0,23 | 2,42 | – | 9,60 | – |
| Benzo(b)fluoranthengehalt (µg/kg) | 9 | 0,26 | 1,24 | – | 7,35 | – |
| **Summe der PAK-4-Gehalte** (µg/kg) | **9** | **1,07** | **11,3** | **–** | **42,2** | **22,2** |
| **Wurstwaren** | **Anzahl untersuchter Proben** | **Min[#]** | **Median[#]** | **90. Perzentil[#]** | **Max[#]** | **Anteil Proben > HG* [%]** |
| Benzo[a]pyrengehalt (µg/kg) | 158 | 0,05 | 0,13 | 1,22 | 2,30 | – |
| Chrysengehalt (µg/kg) | 158 | 0,05 | 0,38 | 1,90 | 5,49 | – |
| Benzo[a]anthracengehalt (µg/kg) | 158 | 0,03 | 0,20 | 1,09 | 3,12 | – |
| Benzo(b)fluoranthengehalt (µg/kg) | 158 | 0,05 | 0,20 | 1,55 | 4,22 | – |
| **Summe der PAK-4-Gehalte** (µg/kg) | **158** | **0,07** | **0,86** | **4,34** | **11,8** | **–** |
| **Hackfleischerzeugnisse** | **Anzahl untersuchter Proben** | **Min[#]** | **Median[#]** | **90. Perzentil[#]** | **Max[#]** | **Anteil Proben > HG* [%]** |
| Benzo[a]pyrengehalt (µg/kg) | 68 | 0,05 | 0,59 | 1,97 | 34,5 | 2,9 |
| Chrysengehalt (µg/kg) | 68 | 0,10 | 0,60 | 1,53 | 23,3 | – |
| Benzo[a]anthracengehalt (µg/kg) | 68 | 0,06 | 0,80 | 1,76 | 35,5 | – |
| Benzo(b)fluoranthengehalt (µg/kg) | 67 | 0,11 | 0,42 | 1,27 | 18,8 | – |
| **Summe der PAK-4-Gehalte** (µg/kg) | **67** | **0,10** | **1,04** | **5,70** | **112** | **1,5** |
| **Hamburger/Cheeseburger** | **Anzahl untersuchter Proben** | **Min[#]** | **Median[#]** | **90. Perzentil[#]** | **Max[#]** | **Anteil Proben > HG* [%]** |
| Benzo[a]pyrengehalt (µg/kg) | 49 | 0,10 | 2,81 | 10,9 | 43,9 | 16,3 |
| Chrysengehalt (µg/kg) | 49 | 0,14 | 2,26 | 6,83 | 35,0 | – |
| Benzo[a]anthracengehalt (µg/kg) | 49 | 0,05 | 2,16 | 7,79 | 26,7 | – |
| Benzo(b)fluoranthengehalt (µg/kg) | 48 | 0,28 | 1,61 | 4,83 | 19,4 | – |
| **Summe der PAK-4-Gehalte** (µg/kg) | **48** | **0,14** | **5,50** | **31,7** | **125** | **8,3** |

*Höchstgehalte gemäß Verordnung (EU) Nr. 835/2011: Benzo[a]pyren: 5,0 µg/kg; Summe PAK-4: 30,0 µg/kg
**Summe der Gehalte an Benzo[a]pyren, Chrysen, Benzo[a]anthracen und Benzo(b)fluoranthen in den Proben, die auf alle 4 Stoffe untersucht wurden
[#]Die statistischen Kennwerte beziehen sich auf die quantifizierten Gehalte.

**Tab. 4.1.2**  Polyzyklische aromatische Kohlenwasserstoffgehalte und PAK-4-Gehalte in gegrilltem Fleisch und Wurstwaren nach Art der Grillzubereitung

| Holzkohle | Anzahl untersuchter Proben | Min[#] | Median[#] | 90. Perzentil[#] | Max[#] | Anteil Proben > HG* [%] |
|---|---|---|---|---|---|---|
| Benzo[a]pyrengehalt (µg/kg) | 135 | 0,05 | 0,41 | 2,33 | 34,5 | 0,7 |
| Chrysengehalt (µg/kg) | 135 | 0,15 | 1,00 | 3,75 | 23,3 | – |
| Benzo[a]anthracengehalt (µg/kg) | 134 | 0,03 | 0,71 | 2,50 | 35,5 | – |
| Benzo(b)fluoranthengehalt (µg/kg) | 132 | 0,05 | 0,58 | 1,86 | 18,8 | – |
| **Summe der PAK-4-Gehalte** ** (µg/kg) | **131** | **0,09** | **2,12** | **8,87** | **112** | **0,8** |
| **Gas** | **Anzahl untersuchter Proben** | **Min[#]** | **Median[#]** | **90. Perzentil[#]** | **Max[#]** | **Anteil Proben > HG* [%]** |
| Benzo[a]pyrengehalt (µg/kg) | 193 | 0,05 | 0,67 | 7,77 | 43,9 | 5,7 |
| Chrysengehalt (µg/kg) | 193 | 0,05 | 0,39 | 4,29 | 35,0 | – |
| Benzo[a]anthracengehalt (µg/kg) | 193 | 0,04 | 0,30 | 5,60 | 26,7 | – |
| Benzo(b)fluoranthengehalt (µg/kg) | 190 | 0,05 | 0,30 | 3,59 | 19,4 | – |
| **Summe der PAK-4-Gehalte** ** (µg/kg) | **190** | **0,04** | **0,66** | **17,9** | **125** | **2,6** |
| **elektrisch** | **Anzahl untersuchter Proben** | **Min[#]** | **Median[#]** | **90. Perzentil[#]** | **Max[#]** | **Anteil Proben > HG* [%]** |
| Benzo[a]pyrengehalt (µg/kg) | 96 | 0,11 | 0,24 | 5,22 | 11,0 | 3,1 |
| Chrysengehalt (µg/kg) | 96 | 0,11 | 0,33 | 5,31 | 8,43 | – |
| Benzo[a]anthracengehalt (µg/kg) | 96 | 0,05 | 0,23 | 6,41 | 9,09 | – |
| Benzo(b)fluoranthengehalt (µg/kg) | 96 | 0,10 | 0,20 | 3,39 | 6,29 | – |
| **Summe der PAK-4-Gehalte** ** (µg/kg) | **96** | **0,11** | **0,51** | **11,0** | **33,7** | **1** |

*Höchstgehalte gemäß Verordnung (EU) Nr. 835/2011: Benzo[a]pyren: 5,0 µg/kg; Summe PAK-4: 30,0 µg/kg
**Summe der Gehalte an Benzo[a]pyren, Chrysen, Benzo[a]anthracen und Benzo(b)fluoranthen in den Proben, die auf alle 4 Stoffe untersucht wurden
[#]Die statistischen Kennwerte beziehen sich auf die quantifizierten Gehalte.

reich von 0,24 µg/kg bis 0,67 µg/kg und für die Summe der PAK-4 im Bereich von 0,51 µg/kg bis 2,12 µg/kg zeigen, dass grundsätzlich bei allen Zubereitungsmethoden, die für das Grillen der in diesem Programm untersuchten Fleischerzeugnisse zum Einsatz kamen, eine Begrenzung der PAK-Gehalte auf ein niedriges Niveau möglich ist. Für die Gasgrillzubereitung lässt sich allerdings ein Benzo(a)pyrengehalt von 7,77 µg/kg und für die Summe der PAK-4 ein Gehalt von 17,89 µg/kg für das 90. Perzentil verzeichnen, was eine vergleichsweise hohe PAK-Belastung bei einigen Proben dieser Zubereitungsart zeigt.

Die in diesem Programm gewonnenen Untersuchungsdaten zu gegrillten Fleischerzeugnissen zeigen grundsätzlich sowohl hinsichtlich der Benzo(a)pyrengehalte als auch der Summe der PAK-4-Einzelkongenere einen geringen Kontaminationsgrad auf. Bei der Produktkategorie „Burger" sowie „gegrillte Fleischerzeugnisse sonstiger Tierarten" sind vergleichsweise etwas höhere PAK-Gehalte festzustellen.

### 4.1.4    Schlussfolgerungen

Bei allen in diesem Programm berücksichtigten Grillzubereitungsmethoden können die PAK-Gehalte prinzipiell auf ein sehr niedriges Niveau begrenzt werden. Dennoch lässt sich für einen geringen Probenanteil insbesondere bei Hamburgern sowie bei der Gasgrillzubereitung ein etwas erhöhter Kontaminationsgrad feststellen. Die Ergebnisse dieses Programms zeigen, dass eine stichprobenartige Kontrolle im Rahmen der Routineüberwachung ausreichend ist.

## 4.2    Azofarbstoffe in ausgewählten Lebensmitteln

Dr. Beatrix Brinkmann, LUA- ILC, Trier

### 4.2.1    Ausgangssituation

Seit dem 20.07.2010 müssen die wasserlöslichen Azofarbstoffe Gelborange S (E 110), Azorubin (E 122), Allurarot AC (E 129), Tartrazin (E 102), Cochenillerot A (E 124) sowie Chinolingelb (E 104) zusätzlich verpflichtend mit dem Hinweis „*Kann Aktivität und Aufmerksamkeit bei Kindern*

**Tab. 4.2.1** Ergebnisse der Untersuchung auf die im Anhang V der Verordnung (EG) Nr. 1333/2008 aufgeführten Lebensmittelfarbstoffe in den Matrices Süßwaren, alkoholfreie Getränke, Speiseeis und Feine Backwaren

| Parameter | Süßwaren | | Alkoholfreie Getränke | | Speiseeis | | Feine Backwaren | |
| --- | --- | --- | --- | --- | --- | --- | --- | --- |
| | Anzahl untersuchter Proben | Anzahl positiver Proben | Anzahl untersuchter Proben | Anzahl positiver Proben | Anzahl untersuchter Proben | Anzahl positiver Proben | Anzahl untersuchter Proben | Anzahl positiver Proben |
| Tartrazin E102 | 152 | 16 | 215 | 16 | 280 | 20 | 194 | 10 |
| Chinolingelb E104 | 142 | 8 | 212 | 17 | 279 | 13 | 194 | 12 |
| Gelborange S E110 | 145 | 17 | 212 | 8 | 278 | 9 | 194 | 14 |
| Azorubin E122 | 147 | 15 | 219 | 37 | 279 | 3 | 192 | 17 |
| Cochenillerot A E124 | 139 | 10 | 210 | 8 | 276 | 4 | 194 | 23 |
| Allurarot AC E129 | 146 | 13 | 212 | 10 | 279 | 4 | 193 | 3 |

**Tab. 4.2.2** Auswertung der Ergebnisse der Untersuchung auf die im Anhang V der Verordnung (EG) Nr. 1333/2008 aufgeführten Lebensmittelfarbstoffe in den Matrices Süßwaren, Alkoholfreie Getränke, Speiseeis und feine Backwaren unter Berücksichtigung der Angaben zur Rechtskonformität der Kennzeichnung/Kenntlichmachung im Sinne der Verordnung (EG) Nr. 1333/2008

| Matrix | Anzahl untersuchter Proben | Anzahl positiver Proben bzw. Proben, in denen mindestens ein Farbstoff über der Bestimmungsgrenze lag (davon Proben ohne Angaben zur Rechtskonformität der Kennzeichnung) | Anzahl Proben, in denen mindestens ein Farbstoff nachgewiesen wurde und bei denen die Kennzeichnung nicht rechtskonform war | Anzahl Proben, in denen keiner der untersuchten Farbstoffe nachgewiesen wurde (davon Proben ohne Angaben zur Rechtskonformität der Kennzeichnung) | Anzahl Proben, in denen keiner der untersuchten Farbstoffe nachgewiesen wurde und bei denen die Kennzeichnung nicht rechtskonform war |
| --- | --- | --- | --- | --- | --- |
| Süßwaren | 160 | 35 (19) | 13 | 125 (21) | 1 |
| alkoholfreie Getränke | 225 | 77 (17) | 16 | 148 (55) | – |
| Speiseeis | 281 | 36 (4) | 23 | 245 (64) | – |
| Feine Backwaren | 197 | 40 (5) | 26 | 157 (36) | 3 |
| **Gesamt** | **863** | **188 (45)** | **78** | **675 (176)** | **4** |

*beeinträchtigen"* gemäß Art. 24 in Verbindung mit Anhang V der Verordnung (EG) Nr. 1333/2008 über Lebensmittelzusatzstoffe kenntlich gemacht werden. Einige Hersteller deklarieren die o. a. Farbstoffe trotz Verwendung noch nicht einmal im Zutatenverzeichnis, so dass dann auch die zusätzliche Kenntlichmachung nach der o. g. Verordnung fehlt. Bei anderen Produkten sind zwar die o. a. Farbstoffe im Zutatenverzeichnis aufgeführt, es fehlt aber entweder der o. g. Hinweis, oder dieser Hinweis ist nicht leserlich bzw. in einer nicht leicht verständlichen Sprache aufgeführt. Darüber hinaus treten auch Fälle auf, bei denen die Hersteller bereits auf natürliche oder deklarationsfreie Farbstoffe umgestellt haben, jedoch die o. a. Farbstoffe, die vor der Umstellung eingesetzt wurden, im Zutatenverzeichnis aufführen.

## 4.2.2 Ziel

Mit diesem Programm sollten Speiseeis, Süßwaren, feine Backwaren und alkoholfreie Getränke auf 6 Lebensmittelfarbstoffe untersucht werden, um die Einhaltung der Kennzeichnungsvorschriften gemäß Verordnung (EG) Nr. 1333/2008 zu überprüfen. Im Unterschied zum BÜp-Programm Nr. 4.1 des Jahres 2010 „Lebensmittelfarbstoffe nach Art. 24 der Verordnung (EG) Nr. 1333/2008 in Süßwaren und alkoholfreien Erfrischungsgetränken" (BVL 2011) sollten Proben diesmal nicht aus dem Herstellungsbetrieb, sondern lose und verpackte Ware aus dem Einzelhandel untersucht werden.

## 4.2.3 Ergebnisse

An diesem Programm beteiligten sich 13 Bundesländer und die Bundeswehr mit insgesamt 863 Proben.

Die detaillierten Probenzahlen zu den einzelnen Farbstoffen bzw. zu den 4 Warengruppen sind in den Tabelle 4.2.1, 4.2.2 sowie 4.2.3 zusammengefasst.

In 188 der 863 untersuchten Proben (22 %) wurde mindestens einer der o. a. Farbstoffe nachgewiesen (positive Proben). Dies entspricht bezogen auf die Probenzahl der jeweiligen Warengruppe bei den alkoholfreien Getränken 34 %, bei den Süßwaren 22 %, bei den feinen Backwaren 20 % und bei Speiseeis 13 % (Tab. 4.2.2).

Die alkoholfreien Getränke wiesen mit Abstand den höchsten prozentualen Anteil an positiven Proben auf, der im Vergleich zum Jahr 2010 von 7 % auf 34 % deutlich zugenommen hat. Der Anteil positiver Süßwarenproben ging dagegen von 34 % auf 22 % zurück (BVL 2011).

**Tab. 4.2.3** Auswertung in Bezug auf die Herkunftsangaben der untersuchten Proben mit Angabe zur Rechtskonformität der Kennzeichnung/Kenntlichmachung im Sinne der Verordnung (EG) Nr. 1333/2008

| Herkunft | Anzahl untersuchter Proben | Anzahl positiver Proben | Anzahl nicht rechtskonform kenntlich gemachter Proben |
|---|---|---|---|
| Amerika | 2 | 1 | 1 |
| China | 3 | – | – |
| Dänemark | 1 | – | – |
| Deutschland | 722 | 150 | 65 |
| Irland | 3 | 2 | – |
| Iran | 1 | – | – |
| Italien | 6 | 1 | – |
| Libanon | 1 | 1 | 1 |
| Mazedonien | 1 | 1 | 1 |
| Niederlande | 13 | 2 | 1 |
| Österreich | 15 | – | – |
| Polen | 15 | 2 | – |
| Schweden | 2 | – | – |
| Spanien | 4 | – | – |
| Sri Lanka | 2 | 1 | 1 |
| Thailand | 1 | 1 | 1 |
| Trinidad und Tobago | 1 | – | – |
| Türkei | 12 | 8 | 4 |
| Ukraine | 1 | 1 | 1 |
| Ungarn | 2 | – | – |
| Zypern | 1 | – | – |
| unbekanntes Ausland/ungeklärt | 5 | 2 | 1 |
| k. A.* | 49 | 15 | 1 |

* k. A. = keine Angabe

Der Anteil an Proben mit nicht rechtskonformer Kenntlichmachung in Bezug auf die jeweilige Anzahl positiver Proben der entsprechenden Warengruppe ergab bei Feinen Backwaren 65 %, bei Speiseeis 64 %, bei Süßwaren 37 % und bei alkoholfreien Getränken 21 %.

Bei den Backwaren kamen die nicht rechtskonform kenntlich gemachten Proben überwiegend aus handwerklichen Betrieben. Sämtliche der entsprechenden Speiseeisproben stammten aus Eisdielen (mit und ohne eigene Speiseeisherstellung) sowie aus Gaststätten.

In den untersuchten industriell hergestellten Speiseeisproben wurden die besagten 6 Farbstoffe nicht nachgewiesen.

Bei den Süßwaren und den alkoholfreien Getränken fiel der Anteil nicht rechtskonform kenntlich gemachter Proben mit 37 % und 21 % in Bezug auf die ermittelten positiven Proben der jeweiligen Warengruppe deutlich geringer aus (Tab. 4.2.2). Im BÜp-Programm 2010 lag der Anteil nicht rechtskonform kenntlich gemachter Süßwaren bei 4 % und bei alkoholfreien Getränken bei 27 %.

In einigen Proben wurden die in Rede stehenden Farbstoffe zwar deklariert, aber nicht verwendet (Tab. 4.2.2).

Tabelle 4.2.3 fasst die übermittelten Daten in Bezug auf die Herkunft zusammen. Der größte Teil der eingesandten Ergebnisse wurde anhand von Proben deutscher Hersteller ermittelt (722 Proben). Die übrigen Proben verteilen sich auf verschiedene Länder.

### 4.2.4   Schlussfolgerungen

Die geltende Rechtslage ist offensichtlich im Untersuchungszeitraum auch fast 2 Jahre nach Inkrafttreten der Verordnung (EG) Nr. 1333/2008 noch nicht vollständig umgesetzt. Die Ergebnisse dieses Programms zeigen, dass das hier behandelte Thema im Rahmen der amtlichen Kontrolle verstärkt berücksichtigt werden sollte. Ein Aufgreifen dieses Themas in einem späteren, ggf. angepassten Programm sollte in Erwägung gezogen werden.

### 4.2.5   Literatur

BVL (2011): Berichte zur Lebensmittelsicherheit 2010 – Bundesweiter Überwachungsplan 2010, BVL-Reporte, Band 6, Heft 1, ISBN 978-3-0348-0265-9, S. 7

## 4.3   Blei in siliciumhaltigen Nahrungsergänzungsmitteln

Dr. Hanna Spiegel, CVUA-OWL

### 4.3.1   Ausgangssituation

In der Vergangenheit sind Bleigehalte in siliciumhaltigen Nahrungsergänzungsmitteln (NEM) oberhalb des Höchstgehaltes von 3 mg/kg auffällig gewesen. Für Siliciumdioxid ($SiO_2$) E 551 gibt es einen Höchstgehalt für Blei von 5 mg/kg. Bei Blei handelt es sich um ein toxisches Schwermetall, das natürlicherweise und als Umweltkontaminant vorkommt. Lebensmittel sind die Hauptbelastungsquelle für den Menschen. Die Europäische Behörde für Lebensmittelsicherheit (EFSA) veröffentlichte 2010 ein wissenschaftliches Gutachten zu Blei in Lebensmitteln basierend auf den Erkenntnissen des Gremiums für Kontaminanten in der Lebensmittelkette (CONTAM-Gremium). Darin wird ausgeführt, dass die hauptsächlichen gesundheitlichen Auswirkungen einer erhöhten Bleibelastung niedrigere Intelligenzquotienten bei Kleinkindern und hoher Blutdruck bei Erwachsenen sind. Ein

**Tab. 4.3.1**  Bleigehalte in siliciumhaltigen Nahrungsergänzungsmitteln

| Anzahl untersuchter Proben | Anzahl Proben mit einem Bleigehalt | | Anzahl Proben mit quantifizierten Bleigehalten | Bleigehalt* (mg/kg) | | | | |
|---|---|---|---|---|---|---|---|---|
| | ≤ 3 mg/kg | > 3 mg/kg | | Min | Median | Mittelwert | 90. Perzentil | Max |
| 175 | 147 | 28 | 162 | 0,02 | 1,2 | 1,7 | 3,4 | 10,3 |

* Die statistischen Kennwerte beziehen sich auf die quantifizierten Gehalte.

neuer Richtwert für die duldbare wöchentliche Aufnahmemenge (TWI-Wert) konnte nach Meinung des CONTAM-Gremiums nicht festgelegt werden, da kein eindeutiger Schwellenwert besteht, unterhalb dessen das Gremium sicher sein kann, dass keine nachteiligen gesundheitlichen Auswirkungen auftreten.

### 4.3.2   Ziel

Mit diesem Programm sollten die Bleigehalte in Nahrungsergänzungsmitteln mit hohen Siliciumanteilen bestimmt werden.

### 4.3.3   Ergebnisse

An diesem Programm beteiligten sich 11 Bundesländer mit insgesamt 175 Proben: 60 Mineralstoffpräparate und 115 Mineralstoff- und Vitaminpräparate. Bei 28 Proben (16 %) wurde ein Bleigehalt oberhalb des Höchstgehaltes von 3 mg/kg gemäß der Verordnung (EG) Nr. 1881/2006 zur Festsetzung der Höchstgehalte für bestimmte Kontaminanten in Lebensmitteln bestimmt (Tab. 4.3.1). Es handelte sich um 10 Mineralstoffpräparate und um 18 Vitamin- und Mineralstoffpräparate. Der Anteil der auffälligen Proben war bei beiden Untergruppen nahezu gleich groß. Der höchste gemessene Bleigehalt betrug 10,3 mg/kg, bei 3 Proben lag er über 5 mg/kg und bei 3 Proben über 4 mg/kg. Die Gehalte bei den übrigen 21 Überschreitungen lagen im Bereich von 3–4 mg/kg. Das 90. Perzentil betrug 3,4 mg/kg, so dass die Gehalte von annähernd 90 % der Proben unterhalb des Höchstgehaltes lagen; 16 Proben wiesen Gehalte oberhalb des 90. Perzentils auf. Der Median der quantifizierten Bleigehalte lag mit 1,2 mg/kg deutlich unter dem Höchstgehalt.

Aus der Auswertung ergibt sich, dass lediglich ein geringer Probenanteil Bleigehalte aufwies, die deutlich über dem Höchstgehalt lagen.

### 4.3.4   Schlussfolgerungen

Die Ergebnisse dieses Programms zeigen, dass eine stichprobenartige Kontrolle im Rahmen der Routineüberwachung ausreichend ist.

### 4.3.5   Literatur

Gremium für Kontaminanten in der Lebensmittelkette (CONTAM) (2010): Scientific Opinion on Lead in Food, EFSA Journal 2010; 8(4):1570, S. 151

## 4.4   Brühwurst ohne Kennzeichnung der Verarbeitung von Geflügelfleisch

Dr. Beate Schering, CVUA-RRW

### 4.4.1   Ausgangssituation

Bei Würsten wird gelegentlich die Verarbeitung von Geflügelfleisch, insbesondere von Huhn oder Pute, festgestellt, obwohl entsprechend der allgemeinen Verkehrsauffassung und Verbrauchererwartung, wie sie u. a. in den Leitsätzen für Fleisch und Fleischerzeugnisse beschrieben ist, nur die Verarbeitung von Rind- und Schweinefleisch üblich und somit zulässig ist. Die Verarbeitung von Geflügelfleisch ist ausschließlich bei entsprechender Kennzeichnung gestattet.

### 4.4.2   Ziel

Im Rahmen dieses Programms sollten Brühwürste ohne Kennzeichnung der Verarbeitung von Geflügelfleisch auf das Vorhandensein von Geflügelbestandteilen untersucht werden.

### 4.4.3   Ergebnisse

An diesem Programm beteiligten sich 13 Bundesländer mit insgesamt 858 Proben. Diese setzten sich zusammen

**Tab. 4.4.1** Nachweis von Hausgeflügelbestandteilen in verpackt und unverpackt angebotenen Brühwürsten

| Verpackungsart des angebotenen Lebensmittels | Anzahl untersuchter Proben | Anzahl Proben, in denen Hausgeflügelbestandteile nachgewiesen wurden (Protein- und/oder DNA-Nachweis) | Anzahl Proben, in denen folgende Tierarten nachgewiesen wurden (DNA-Nachweis); i / jeweilige Anzahl untersuchter Proben* | | | |
|---|---|---|---|---|---|---|
| | | | Huhn | Pute | Gans | Ente |
| verpackt | 546 | 25 | 11/215 | 19/214 | –/22 | –/26 |
| unverpackt | 149 | 19 | –/53 | 15/53 | –/– | –/1 |
| umhüllt | 5 | – | –/5 | –/5 | –/– | –/– |
| k. A. | 158 | 43 | 21/124 | 39/124 | –/39 | –/39 |
| **Gesamt** | **858** | **87** | **32/397** | **73/396** | **–/61** | **–/66** |

* Einige Proben wurden auf die Anwesenheit mehrerer Tierarten untersucht; k. A. = keine Angabe.

aus 551 verpackten bzw. umhüllten Proben, 149 unverpackten Proben sowie 158 Proben ohne Angaben zur Verpackung. Unverpackte Proben wurden größtenteils in Metzgereien entnommen.

Der qualitative Tierartennachweis wurde überwiegend mittels ELISA durchgeführt, in vielen Fällen auch mittels PCR. Ergebnisse wurden häufig auf Basis einer zweistufigen Untersuchung abgesichert: Dem Nachweis von spezifischen Hausgeflügelproteinen mittels ELISA folgte die Absicherung und Bestätigung mittels PCR. In einigen Untersuchungseinrichtungen wurde darüber hinaus mittels PCR auf die Verarbeitung von Fleisch weiterer Tierarten untersucht.

Grundsätzlich beruhen PCR und ELISA auf unterschiedlichen Nachweisprinzipien. Während die ELISA-Methode für den Nachweis von Proteinen zur Anwendung kommt, dient die PCR dem Nachweis von Nukleinsäuren. Dabei ist der Nachweis mittels ELISA häufig weniger empfindlich als der Nachweis mittels PCR. Ein positiver Nachweis ist jedoch abhängig von zahlreichen Parametern, wie z. B. dem Extraktions-, dem Verarbeitungs- oder dem Erhitzungsgrad der Probe, sowie dem Vorhandensein von Säuren oder Inhibitoren. Ein direkter Vergleich der Ergebnisse beider Methoden ist deshalb nicht möglich. Trotz Vorhandensein von Huhn- bzw. Puten-DNA ist ein negativer ELISA-Befund (Geflügelprotein) möglich, aber auch der umgekehrte Fall kann eintreten. Wenn nur eines der beiden Verfahren zu einem positiven Nachweis führt, könnte es sich dabei beispielsweise um einen Eintrag im Spurenbereich handeln (Kontamination). Die Ergebnisse sind in der Tabelle 4.4.1 dargestellt.

Grundsätzlich wurde bei positiven Geflügelnachweisen häufiger Pute als Huhn festgestellt. Andere Geflügelarten als Huhn oder Pute wurden nicht nachgewiesen.

In Brühwürsten ohne Kennzeichnung der Verarbeitung von Geflügelfleisch wurde in 87 Proben (10,1 %) Huhn und/oder Pute nachgewiesen.

Bei dem Nachweis einer Tierart im Spurenbereich muss im Rahmen der Beurteilung grundsätzlich zwischen einer möglichen unbeabsichtigten Kontamination und dem absichtlichen Ersatz oder Teilersatz einer Tierart durch eine andere unterschieden werden.

### 4.4.4 Schlussfolgerungen

Die Ergebnisse dieses Programms zeigen, dass eine stichprobenartige Kontrolle im Rahmen der Routineüberwachung ausreichend ist.

### 4.4.5 Literatur

Leitsätze für Fleisch und Fleischerzeugnisse vom 27./28.11.1974 (Beilage zum BAnz. Nr. 134 vom 25.7.1975, GMBl Nr. 23 S. 489 vom 25.7.1975), zuletzt geändert am 08.01.2010 (BAnz. Nr. 16 vom 29.01.2010, GMBl Nr. 5/6 S. 120 ff vom 04.02.2010)

## 4.5 Bestimmung von Glutaminsäure in asiatischen Suppen aus Restaurants und Imbissen

Miriam Krüger, CVUA-OWL

### 4.5.1 Ausgangssituation

Bei der planmäßigen Kontrolle von asiatischen Suppen aus Restaurants und Imbissen traten in der Vergangenheit häufig Deklarationsmängel sowie Überschreitungen der Höchstmengen für Glutaminsäure von 10 g/kg auf.

### 4.5.2 Ziel

Mit diesem Programm sollten asiatische Suppen aus Restaurants und Imbissen auf Glutaminsäure untersucht werden. Des Weiteren sollte bei Vorhandensein von zugesetzter Glutaminsäure überprüft werden, ob die

**Tab. 4.5.1**   Gehalt an Glutaminsäure in Suppen aus Restaurants und Imbisseinrichtungen

| Matrix | Anzahl untersuchter Proben | Anzahl Proben, in denen Glutaminsäure quantitativ nachgewiesen wurde | Glutaminsäuregehalt* (g/kg) | | | | |
|---|---|---|---|---|---|---|---|
| | | | Min | Mittelwert | Median | 90. Perzentil | Max |
| asiatische Suppen | 684 | 641 | 0,06 | 5,77 | 5,06 | 12,0 | 41,1 |
| sonstige Suppen | 27 | 24 | 0,20 | 5,55 | 5,20 | 10,1 | 16,0 |
| Gesamt | 711 | 665 | 0,06 | 5,76 | 5,06 | 11,9 | 41,1 |

* Die statistischen Kennwerte beziehen sich auf die quantifizierten Gehalte.

Höchstmengen gemäß Zusatzstoffzulassungsverordnung (ZZulV) eingehalten sind und ob eine rechtskonforme Deklaration vorliegt.

### 4.5.3   Ergebnisse

An diesem Programm beteiligten sich 15 Bundesländer mit insgesamt 711 Proben. In 665 der 711 untersuchten Proben (94 %) konnte Glutaminsäure nachgewiesen werden (Tab. 4.5.1). Von den 711 Proben enthielten 151 Proben (21 %) Glutaminsäuregehalte unterhalb von 1 g/kg.

Der Glutaminsäuregehalt von 459 Proben (65 %) lag zwischen 1 g/kg und 10 g/kg. Hierbei zeigte sich bei 170 Proben (37 %) keine bzw. eine nicht rechtskonforme Deklaration des vorausgesetzten Zusatzes von Glutaminsäure.

Bei 101 Proben (14 %) lag der ermittelte Glutaminsäuregehalt oberhalb der für Lebensmittel gemäß § 5 (1) ZZulV i. V. mit Anlage 4 Teil B und Anlage 7 ZZulV zugelassenen 10 g/kg.

Zusätzlich zum überschrittenen Höchstgehalt wiesen 35 % der 101 auffälligen Proben Deklarationsmängel auf (Tab. 4.5.2).

**Tab. 4.5.2**   Gehalt an Glutaminsäure in Suppen aus Restaurants und Imbisseinrichtungen, in Verbindung mit der Kennzeichnung

| Matrix | Anzahl untersuchter Proben | Anzahl Proben mit einem Glutaminsäuregehalt (davon Proben ohne bzw. mit nicht rechtskonformer Deklaration) | | |
|---|---|---|---|---|
| | | < 1 g/kg | 1 – 10 g/kg | > 10 g/kg |
| asiatische Suppen | 684 (277) | 145 (73) | 441 (169) | 98 (35) |
| sonstige Suppen | 27 (2) | 6 (1) | 18 (1) | 3 (–) |
| Gesamt | 711 (279) | 151 (74) | 459 (170) | 101 (35) |

Zusammenfassend wurde festgestellt, dass auch unter Berücksichtigung von natürlichen Glutaminsäuregehalten häufig sehr hohe Werte, teilweise sogar deutlich über der nach der ZZulV zulässigen Höchstmenge von 10 g/kg, vorlagen. Der Zusatzstoff war teilweise nicht, teilweise fehlerhaft in der Speisekarte deklariert.

### 4.5.4   Schlussfolgerungen

Die Ergebnisse dieses Programms zeigen, dass das hier behandelte Thema im Rahmen der amtlichen Kontrolle verstärkt berücksichtigt werden sollte.

# Untersuchung von Lebensmitteln auf Mikroorganismen

## 5.1 Eiswürfel aus der Gastronomie

Martina Bauer, Stuttgart

### 5.1.1 Ausgangssituation

Im Rahmen von Betriebskontrollen werden in Gaststätten immer wieder erheblich verschmutzte Eiswürfelmaschinen vorgefunden. Betriebsanleitungen für die Geräte sind oft nicht vorhanden. Reinigungs- und Desinfektionspläne fehlen. Reinigungsintervalle werden nicht eingehalten. Auch der Aufstellungsort ist häufig nicht optimal (durch Nähe zum Kochbereich zu warm oder im Lagerbereich zu staubig). Darüber hinaus entspricht die Lagerung der fertigen Eiswürfel teilweise nicht den hygienischen Anforderungen. Gleichzeitig wird oftmals auf Vorrat produziert.

Das hergestellte Eis ist in der Regel als Lebensmittel einzustufen. Die Beurteilung der Hygiene erfolgt in Anlehnung an Anforderungen an die Trinkwasserqualität gemäß Trinkwasserverordnung (TrinkwV 2001).

### 5.1.2 Ziel

Im Rahmen dieses Programms sollten Eiswürfel aus der Gastronomie hinsichtlich ihres Hygienestatus, dargestellt durch verschiedene mikrobiologische Parameter sowie sichtbare Verschmutzungen, untersucht werden.

### 5.1.3 Ergebnisse

An diesem Programm beteiligten sich 12 Bundesländer mit insgesamt 671 Proben. Bei 23 Proben waren bereits Aussehen und Geruch (Sensorik) auffällig. 666 Proben wurden auf die Anwesenheit von coliformen Keimen,

*Escherichia coli, Pseudomonas aeruginosa, Clostridium perfringens* und Enterokokken untersucht. Bei 609 Proben wurde außerdem die Koloniezahl bei 22 °C und 36 °C bestimmt. Die Beurteilung erfolgte auf Basis der Trinkwasserverordnung.

Bei den untersuchten Proben fielen vor allem erhöhte Koloniezahlen auf (Tab. 5.1.1). Für diesen Parameter wurde in Anlehnung an die Trinkwasserverordnung ein Grenzwert von 100 KbE/ml herangezogen. Für mehr als ein Drittel (35 %) der auf diesen Parameter untersuchten Proben wurde bei 22 °C eine Koloniezahl von mehr als 100 KbE/ml ermittelt. Bei 37 Proben (6 %) wurden hier mehr als 1.000 KbE/ml bestimmt. 68 von 609 Proben (13 %) wiesen bei 36 °C eine Koloniezahl von mehr als 100 KbE/ml auf.

In Tabelle 5.1.2 sind die Untersuchungsergebnisse bezüglich der o. g. Indikatorparameter dargestellt. In Trinkwasser dürfen sie nicht enthalten sein. Positive Befunde von *Escherichia coli* und Enterokokken deuten auf fäkale Verunreinigungen hin.

In 15 % aller auf diesen Parameter untersuchten Proben wurden coliforme Keime nachgewiesen (103 von 662 Proben), bei den sensorisch auffälligen Proben betrug dieser Anteil 30 % (7 von 23 Proben positiv). Enterokokken wurden in 39 der 419 darauf untersuchten Proben nachgewiesen. Bei den auf *Escherichia coli, Pseudomonas aeruginosa* und *Clostridium perfringens* untersuchten Proben lag der Anteil an positiven Befunden bei 3 % und darunter. Die einzelnen Ergebnisse sind Tabelle 5.1.2 zu entnehmen.

### 5.1.4 Schlussfolgerungen

Die Ergebnisse dieses Programms zeigen, dass eine stichprobenartige Kontrolle im Rahmen der Routineüberwachung ausreichend ist.

*Berichte zur Lebensmittelsicherheit 2012*, DOI 10.1007/978-3-319-02810-1_5,
© Bundesamt für Verbraucherschutz und Lebensmittelsicherheit (BVL) 2013

**Tab. 5.1.1** Quantitative Ergebnisse der Untersuchung von Eiswürfeln aus der Gastronomie

| Sensorik | Gesamtzahl untersuchter Proben | Anzahl Proben, bei denen die Koloniezahl bestimmt wurde | Ergebnisse der Untersuchungen bezüglich | | | | | |
|---|---|---|---|---|---|---|---|---|
| | | | Koloniezahl bei 22 °C | | | Koloniezahl bei 36 °C | | |
| | | | < 100 KbE/ml | 100 – < 1.000 KbE/ml | ≥ 1.000 KbE/ml | < 100 KbE/ml | 100 – < 1.000 KbE/ml | ≥ 1.000 KbE/ml |
| Abweichung von der Norm | 23 | 22 | 10 | 8 | 4 | 16 | 4 | 2 |
| keine Abweichung von der Norm | 598 | 538 | 405 | 103 | 30 | 483 | 49 | 6 |
| k. A.* | 50 | 49 | 35 | 11 | 3 | 42 | 5 | 2 |
| **Gesamt** | **671** | **609** | **450** | **122** | **37** | **541** | **58** | **10** |

* k. A. = keine Angabe

**Tab. 5.1.2** Qualitative Ergebnisse der mikrobiologischen Untersuchung von Eiswürfeln aus der Gastronomie

| Sensorik | Gesamtzahl untersuchter Proben | Ergebnisse der qualitativen Untersuchungen bezüglich | | | | | | | | | |
|---|---|---|---|---|---|---|---|---|---|---|---|
| | | Coliforme Keime | | Escherichia coli | | Pseudomonas aeruginosa | | Clostridium perfringens | | Enterokokken | |
| | | Anzahl untersuchter Proben | Anzahl positiver Proben | Anzahl untersuchter Proben | Anzahl positiver Proben | Anzahl untersuchter Proben | Anzahl positiver Proben | Anzahl untersuchter Proben | Anzahl positiver Proben | Anzahl untersuchter Proben | Anzahl positiver Proben |
| Abweichung von der Norm | 23 | 23 | 7 | 23 | – | 16 | – | 13 | 1 | 14 | 3 |
| keine Abweichung von der Norm | 598 | 590 | 86 | 594 | 13 | 507 | 15 | 410 | 8 | 362 | 31 |
| k. A.* | 50 | 49 | 10 | 49 | 7 | 44 | 2 | 38 | 2 | 43 | 5 |
| **Gesamt** | **671** | **662** | **103** | **666** | **20** | **567** | **17** | **461** | **11** | **419** | **39** |

* k. A. = keine Angabe

## 5.2 Mikrobieller Status von offen angebotenen frisch gepressten Frucht- und Gemüsesäften aus Saftbars

Dr. Gabriele Böhmler, LAVES – LVI, Braunschweig/Hannover

### 5.2.1 Ausgangssituation

Insbesondere in den Sommermonaten werden frisch gepresste Frucht- und Gemüsesäfte in Saftbars offen angeboten. Um hygienisch einwandfreie Ware herzustellen, sind mehrere Punkte wie z. B. die Verwendung von gereinigtem, nicht schadhaftem Obst und Gemüse, die regelmäßige fachgerechte Reinigung der Saftpressen sowie die Kühllagerung der Säfte bei max. 7 °C zu beachten. Da rohe Erzeugnisse zur Herstellung verwendet und die Säfte vor Abgabe keinem keimabtötenden Verfahren unterzogen werden, sind derartige Produkte mit einem erheblichen mikrobiologischen Risiko behaftet. Neben Hygieneparametern (aerobe mesophile Gesamtkeimzahl, Hefen/Schimmelpilze, Milchsäurebakterien, *Enterobacteriaceae*, *Escherichia coli*) sind insbesondere pathogene Mikroorganismen (VTEC, *Listeria monocytogenes*, Salmonellen) von Bedeutung.

### 5.2.2 Ziel

Im Rahmen dieses Programms sollte die mikrobiologische Qualität von frischem Frucht- und Gemüsesaft überprüft werden, um möglicherweise vorhandene Hygienemängel zu erkennen. Weiterhin sollte die Lagertemperatur der Säfte kontrolliert werden.

### 5.2.3 Ergebnisse

An diesem Programm beteiligten sich 14 Bundesländer mit insgesamt 368 Proben, davon 304 Proben Fruchtsäfte, 48 Proben Gemüsesäfte und 16 Proben Frucht-/Gemüsesaftmischungen. Die detaillierten Ergebnisse gehen aus den Tabellen 5.2.1 bis 5.2.4 hervor.

In der Verordnung (EG) Nr. 2073/2005 sind mikrobiologische Kriterien für nicht pasteurisierte Obst- und Gemüsesäfte enthalten. Diese beschränken sich auf die Parameter *Listeria monocytogenes*, Salmonellen und *Escherichia coli*. Weitere mikrobiologische Kriterien gibt es für diese Matrix derzeit nicht.

Zur Beurteilung der in den Proben nachgewiesenen Keimgehalte werden an dieser Stelle deshalb zunächst

**Tab. 5.2.1**  DHGM-Richt- und Warnwerte für geschnittenes abgepacktes Obst

| | Richtwert (KbE/g) | Warnwert (KbE/g) |
| --- | --- | --- |
| aerobe mesophile Koloniezahl | $1 \times 10^7$ | – |
| *Enterobacteriaceae* | $1 \times 10^4$ | $1 \times 10^5$ |
| *Escherichia coli** | $1 \times 10^2$ | $1 \times 10^3$ |
| Hefen | $1 \times 10^5$ | – |
| Schimmelpilze | $1 \times 10^3$ | – |
| Salmonellen* | – | n. n. in 25 g |
| *Listeria monocytogenes** | – | $1 \times 10^2$ |

* Keimgehalte entsprechen den Vorgaben der VO (EG) Nr. 2073/2005; n. n. = nicht nachgewiesen

orientierend die Richt- und Warnwerte der Deutschen Gesellschaft für Hygiene und Mikrobiologie (DGHM) für geschnittenes abgepacktes Obst herangezogen, da es sich im weitesten Sinne um ein vergleichbares Erzeugnis handelt. Diese Werte sind zwar nicht rechtlich bindend, geben aber Anhaltspunkte für die Beurteilung, ob die gute Herstellungspraxis und Hygiene bei der Herstellung und Lagerung der Säfte eingehalten wurde. Es erfolgte auch die Untersuchung auf aerobe Milchsäurebakterien. Da diese Bakterien nicht im DGHM-Spektrum für geschnittenes Obst enthalten sind, wird zur Beurteilung der Richtwert für aerobe mesophile Keime verwendet. Weiterhin wird bei der Auswertung und Beurteilung der Ergebnisse davon ausgegangen, dass sich das spezifische Gewicht der untersuchten Säfte nicht wesentlich vom spezifischen Gewicht von Wasser unterscheidet.

Pathogene Mikroorganismen (Salmonellen, *Listeria monocytogenes*, VTEC) wurden in keiner Probe nachgewiesen. Auch zeigte keine Probe sensorische Abweichungen.

Bei Betrachtung der Abbildungen 5.1 bis 5.3 fällt auf, dass bei Fruchtsäften insbesondere erhöhte Gehalte an Schimmelpilzen (13 %) und bei Gemüsesäften erhöhte Gehalte an *Enterobacteriaceae* (55 %) im Vordergrund stehen. Eine mögliche Ursache wird darin gesehen, dass Obst in der Regel bodenfern, Gemüse jedoch meist bodennah wächst, was zu einer höheren Belastung mit *Enterobacteriaceae* führt, da sich in dieser Bakterienfamilie Vertreter befinden, die im Erdboden vorkommen.

Erhöhte Gehalte an Schimmelpilzen können in der Verarbeitung von schadhaftem bzw. verschmutztem Obst oder in einer ungenügenden Reinigung der Saftpresse begründet sein.

Die Ergebnisse zeigen weiterhin, dass frisch gepresste Säfte in nicht unerheblichem Maß bei Temperaturen von über 7 °C gelagert werden. Gemäß DIN 10508 „Temperaturen für Lebensmittel" sollten leicht verderbliche Lebensmittel, zu denen auch frisch gepresste Säfte zählen, bei maximal 7 °C aufbewahrt werden.

Tab. 5.2.2 Anzahl untersuchter Proben und mikrobieller Status von frisch gepressten Fruchtsäften aus Saftbars*

| Lagertemperatur | sensorische Eigenschaften der Proben | Gesamtprobenzahl | Koloniezahl bei 30 °C (n = 285) | | | | aerobe Milchsäurebildner (n = 258) | | | | Enterobacteriaceae (n = 296) | | | |
|---|---|---|---|---|---|---|---|---|---|---|---|---|---|---|
| | | | n. n. | $< 10^4$ | $10^4$–$10^7$ | $> 10^7$ | n. n. | $< 10^4$ | $10^4$–$10^7$ | $> 10^7$ | n. n. | $< 10^4$ | $10^4$–$10^5$ | $> 10^5$ |
| ≤ 7 °C | auffällig | – | – | – | – | – | – | – | – | – | – | – | – | – |
| | unauffällig | 55 | 12 | 22 | 21 | – | 37 | 11 | 7 | – | 34 | 16 | 4 | 1 |
| | k. A. | 4 | 2 | 1 | 1 | – | – | – | – | – | 4 | – | – | – |
| > 7 °C | auffällig | – | – | – | – | – | – | – | – | – | – | – | – | – |
| | unauffällig | 65 | 17 | 22 | 26 | – | 45 | 5 | 13 | – | 49 | 7 | 6 | 2 |
| | k. A. | 12 | 7 | 3 | 2 | – | 2 | 1 | – | – | 10 | 1 | 1 | – |
| k. A. | auffällig | – | – | – | – | – | – | – | – | – | – | – | – | – |
| | unauffällig | 151 | 26 | 42 | 62 | 2 | 76 | 33 | 14 | – | 110 | 28 | 6 | 2 |
| | k. A. | 17 | 3 | 7 | 6 | 1 | 6 | 5 | 3 | – | 12 | 2 | – | 1 |
| Gesamt | | 304 | 67 | 97 | 118 | 3 | 166 | 55 | 37 | – | 219 | 54 | 17 | 6 |

| Lagertemperatur | sensorische Eigenschaften der Proben | Hefen (n = 301) | | | | Schimmelpilze (n = 301) | | | | Escherichia coli (n = 300) | | | | Salmonella spp. (n = 292) | Listeria monocytogenes (n = 221) | VTEC (n = 182) |
|---|---|---|---|---|---|---|---|---|---|---|---|---|---|---|---|---|
| | | n. n. | $< 10^3$ | $10^3$–$10^5$ | $> 10^5$ | n. n. | $< 10^2$ | $10^2$–$10^3$ | $> 10^3$ | n. n. | $< 10^2$ | $10^2$–$10^3$ | $> 10^3$ | n. n. | n. n. | n. n. |
| ≤ 7 °C | auffällig | – | – | – | – | – | – | – | – | – | – | – | – | – | – | – |
| | unauffällig | 19 | 10 | 23 | 3 | 32 | 4 | 12 | 7 | 55 | – | – | – | 55 | 55 | 22 |
| | k. A. | 2 | 1 | – | 1 | 4 | – | – | – | 4 | – | – | – | 4 | – | 4 |
| > 7 °C | auffällig | – | – | – | – | – | – | – | – | – | – | – | – | – | – | – |
| | unauffällig | 25 | 5 | 26 | 9 | 45 | – | 7 | 13 | 65 | – | – | – | 65 | 63 | 19 |
| | k. A. | 11 | – | 1 | – | 11 | – | – | 1 | 12 | – | – | – | 11 | 3 | 11 |
| k. A. | auffällig | – | – | – | – | – | – | – | – | – | – | – | – | – | – | – |
| | unauffällig | 53 | 26 | 59 | 11 | 99 | 9 | 24 | 17 | 147 | – | 1 | – | 143 | 95 | 119 |
| | k. A. | 6 | 5 | 4 | 1 | 11 | – | 3 | 2 | 15 | 1 | – | – | 14 | 5 | 17 |
| Gesamt | | 116 | 47 | 113 | 25 | 202 | 13 | 46 | 40 | 298 | 1 | 1 | – | 292 | 221 | 182 |

* Anzahl Proben, Angaben in KbE/g, n = Anzahl untersuchter Proben, n. n. = nicht nachgewiesen

**Tab. 5.2.3**  Anzahl untersuchter Proben und mikrobiologischer Status von frisch gepressten <u>Gemüsesäften</u> aus Saftbars*

| Lager-temperatur | sensorische Eigenschaften der Proben | Gesamt-probenzahl | Koloniezahl bei 30 °C (n = 47) | | | | aerobe Milchsäurebildner (n = 43) | | | | Enterobacteriaceae (n = 47) | | | |
|---|---|---|---|---|---|---|---|---|---|---|---|---|---|---|
| | | | n. n. | < $10^4$ | $10^4$–$10^7$ | > $10^7$ | n. n. | < $10^4$ | $10^4$–$10^7$ | > $10^7$ | n. n. | < $10^4$ | $10^4$–$10^5$ | > $10^5$ |
| ≤ 7 °C | auffällig | – | – | – | – | – | – | – | – | – | – | – | – | – |
| | unauffällig | 10 | 1 | – | 9 | – | 3 | 3 | 4 | – | 3 | 1 | 5 | 1 |
| | k. A. | – | – | – | – | – | – | – | – | – | – | – | – | – |
| > 7 °C | auffällig | – | – | – | – | – | – | – | – | – | – | – | – | – |
| | unauffällig | 7 | – | – | 6 | 1 | 1 | 3 | 2 | 1 | – | 1 | 3 | 3 |
| | k. A. | 4 | – | – | 4 | – | – | 1 | 1 | – | – | 2 | 2 | – |
| k. A. | auffällig | – | – | – | – | – | – | – | – | – | – | – | – | – |
| | unauffällig | 24 | – | – | 21 | 2 | 8 | 4 | 8 | 2 | 2 | 10 | 7 | 4 |
| | k. A. | 3 | 1 | – | 2 | – | 1 | – | 1 | – | 1 | 1 | 1 | – |
| **Gesamt** | | **48** | **2** | **–** | **42** | **3** | **13** | **11** | **16** | **3** | **6** | **15** | **18** | **8** |

| Lager-temperatur | sensorische Eigenschaften der Proben | Hefen (n = 47) | | | | Schimmelpilze (n = 47) | | | | Escherichia coli (n = 46) | | | | Salmonella spp. (n = 44) | Listeria monocytogenes (n = 38) | VTEC (n = 28) |
|---|---|---|---|---|---|---|---|---|---|---|---|---|---|---|---|---|
| | | n. n. | < $10^3$ | $10^3$–$10^5$ | > $10^5$ | n. n. | < $10^2$ | $10^2$–$10^3$ | > $10^3$ | n. n. | < $10^2$ | $10^2$–$10^3$ | > $10^3$ | n. n. | n. n. | n. n. |
| ≤ 7 °C | auffällig | – | – | – | – | – | – | – | – | – | – | – | – | – | – | – |
| | unauffällig | 4 | 1 | 5 | 1 | 8 | 1 | – | 1 | – | – | – | – | 10 | 10 | 2 |
| | k. A. | – | – | – | – | – | – | – | – | – | – | – | – | – | – | – |
| > 7 °C | auffällig | – | – | – | – | – | – | – | – | – | – | – | – | – | – | – |
| | unauffällig | 1 | – | 5 | – | 5 | – | 2 | – | – | – | – | – | 7 | 7 | 1 |
| | k. A. | 1 | 1 | 2 | – | 1 | – | 1 | 2 | – | – | – | – | 2 | 1 | 4 |
| k. A. | auffällig | – | – | – | – | – | – | – | – | – | – | – | – | – | – | – |
| | unauffällig | 1 | 3 | 16 | 3 | 14 | 2 | 6 | 1 | – | – | – | – | 23 | 18 | 18 |
| | k. A. | 1 | – | 2 | – | 3 | – | – | – | – | – | – | – | 2 | 2 | 3 |
| **Gesamt** | | **8** | **5** | **30** | **4** | **31** | **3** | **9** | **4** | **46** | **–** | **–** | **–** | **44** | **38** | **28** |

* Anzahl Proben, Angaben in KbE/g, n = Anzahl untersuchter Proben, n. n. = nicht nachgewiesen

Tab. 5.2.4 Anzahl untersuchter Proben und mikrobiologischer Status von frisch gepressten Frucht- und Gemüsesaftmischungen aus Saftbars*

| Lager-temperatur | sensorische Eigenschaften der Proben | Gesamt-probenzahl | Koloniezahl bei 30 °C (n = 15) | | | | aerobe Milchsäurebildner (n = 12) | | | | *Enterobacteriaceae* (n = 14) | | | |
|---|---|---|---|---|---|---|---|---|---|---|---|---|---|---|
| | | | n. n. | < 10^4 | 10^4–10^7 | > 10^7 | n. n. | < 10^4 | 10^4–10^7 | > 10^7 | n. n. | < 10^4 | 10^4–10^5 | > 10^5 |
| ≤ 7 °C | auffällig | – | – | – | – | – | – | – | – | – | – | – | – | – |
| | unauffällig | 1 | – | – | 1 | – | – | 1 | – | – | – | – | 1 | – |
| | k. A. | – | – | – | – | – | – | – | – | – | – | – | – | – |
| > 7 °C | auffällig | – | – | – | – | – | – | – | – | – | – | – | – | – |
| | unauffällig | 2 | – | – | 2 | – | 1 | – | – | – | – | 1 | – | – |
| | k. A. | – | – | – | – | – | – | – | – | – | – | – | – | – |
| k. A. | auffällig | – | – | – | – | – | – | – | – | – | – | – | – | – |
| | unauffällig | 11 | – | – | 10 | – | 2 | 2 | 5 | – | 3 | 4 | 3 | – |
| | k. A. | 2 | 1 | – | 1 | – | – | 1 | – | – | – | 2 | – | – |
| Gesamt | | 16 | 1 | – | 14 | – | 3 | 4 | 5 | – | 3 | 7 | 4 | 1 |

| Lager-temperatur | sensorische Eigenschaften der Proben | Hefen (n = 15) | | | | Schimmelpilze (n = 15) | | | | *Escherichia coli* (n = 15) | | | | *Salmonella* spp. (n = 15) | *Listeria monocytogenes* (n = 11) | VTEC (n = 8) |
|---|---|---|---|---|---|---|---|---|---|---|---|---|---|---|---|---|
| | | n. n. | < 10^3 | 10^3–10^5 | > 10^5 | n. n. | < 10^2 | 10^2–10^3 | > 10^3 | n. n. | < 10^2 | 10^2–10^3 | > 10^3 | n. n. | n. n. | n. n. |
| ≤ 7 °C | auffällig | – | – | – | – | – | – | – | – | – | – | – | – | – | – | – |
| | unauffällig | – | – | 1 | – | 1 | – | – | – | – | – | – | – | 1 | 1 | – |
| | k. A. | – | – | – | – | – | – | – | – | – | – | – | – | – | – | – |
| > 7 °C | auffällig | – | – | – | – | – | – | – | – | – | – | – | – | – | – | – |
| | unauffällig | – | – | 1 | 1 | 2 | – | – | – | – | – | – | – | 2 | 1 | – |
| | k. A. | – | – | – | – | – | – | – | – | – | – | – | – | – | – | – |
| k. A. | auffällig | – | – | – | – | – | – | – | – | – | – | – | – | – | – | – |
| | unauffällig | – | 1 | 9 | – | 3 | 1 | 2 | 4 | – | – | – | – | 10 | 8 | 7 |
| | k. A. | 1 | – | 1 | – | 2 | – | – | – | – | – | – | – | 2 | 1 | 1 |
| Gesamt | | 1 | 1 | 12 | 1 | 8 | 1 | 2 | 4 | 15 | – | – | – | 15 | 11 | 8 |

* Anzahl Proben, Angaben in KbE/g, n = Anzahl untersuchter Proben, n. n. = nicht nachgewiesen

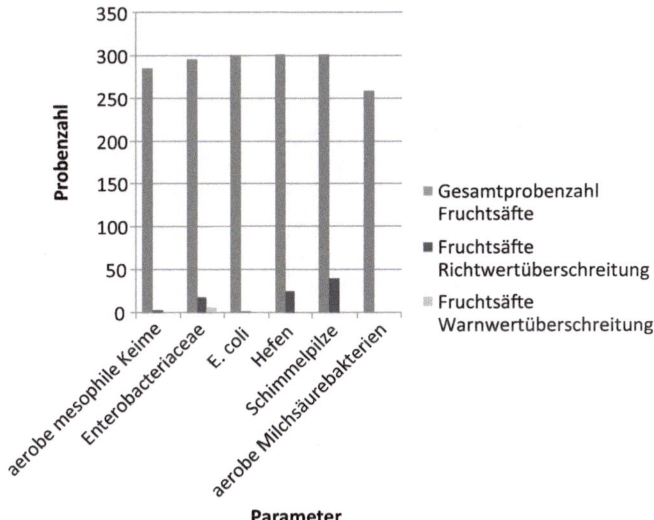

**Abb. 5.1** Ergebnisse der mikrobiologischen Untersuchung von Fruchtsäften

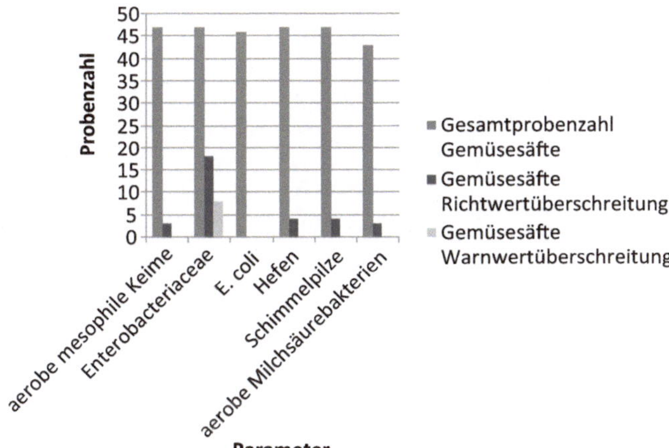

**Abb. 5.2** Ergebnisse der mikrobiologischen Untersuchung von Gemüsesäften

### 5.2.4   Schlussfolgerungen

Die Ergebnisse dieses Programms zeigen, dass eine stichprobenartige Kontrolle im Rahmen der Routineüberwachung ausreichend ist.

Wie bereits dargestellt, gibt es mit Ausnahme der mikrobiologischen Kriterien in der Verordnung (EG) Nr. 2073/2005 für frisch gepresste Obst- und Gemüsesäfte noch keine spezifischen Richt- und Warnwerte. Die in diesem BÜp-Programm gesammelten Daten sollten dazu genutzt werden, entsprechende Kriterien zu erarbeiten.

Ein Aufgreifen dieses Themas in einem späteren, ggf. angepassten Programm sollte in Erwägung gezogen werden, wenn diese Kriterien vorliegen.

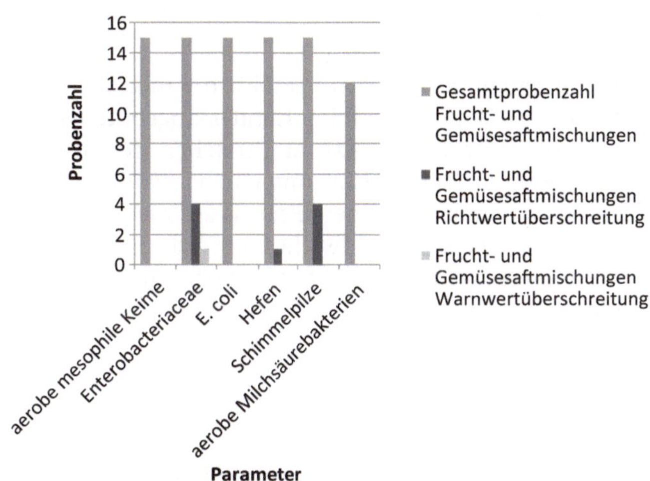

**Abb. 5.3** Ergebnisse der mikrobiologischen Untersuchung von Frucht- und Gemüsesaftmischungen

### 5.2.5   Literatur

DIN (2012): DIN 10508 Lebensmittelhygiene – Temperaturen für Lebensmittel, Beuth, Berlin

---

## 5.3   Mikrobieller Status von verpackten Sandwiches kurz vor Erreichen des Mindesthaltbarkeitsdatums

Dr. Petra Luber und Dr. Soumaya Lhafi, BVL

### 5.3.1   Ausgangssituation

Sandwiches bestehen meist aus zwei oder mehr dünnen Brotscheiben, zwischen denen sich ein beliebiger herzhafter Belag befindet. Meist wird ungeröstetes Toastbrot ohne Rinde verwendet, die belegten Scheiben werden diagonal zu Dreiecken geschnitten. Der ursprünglich aus dem Vereinigten Königreich stammende Snack wird inzwischen auch in Deutschland regelmäßig an Kühltheken fertig verpackt und mit mehreren Tagen Haltbarkeit angeboten. Aus dem Vereinigten Königreich liegen Berichte über die Kontamination von Sandwiches mit *Listeria monocytogenes* vor (Meldrum et al. 2010). In einer Studie von Little et al. (2008) war die Kontamination von Sandwiches mit Listerien mit verpackten Sandwiches und mit Lagerungstemperaturen oberhalb von 8 °C assoziiert. Berichte über lebensmittelbedingte Ausbrüche mit *Listeria monocytogenes* nach dem Verzehr von kontaminierten Sandwiches liegen ebenfalls vor (Shetty et al. 2009).

### 5.3.2   Ziel

Im Rahmen dieses Programms sollte der mikrobielle Status von in Deutschland im Handel angebotenen verpackten Sandwiches kurz vor Erreichen des Mindesthaltbarkeitsdatums (MHD) untersucht werden. Da die Lagerungstemperatur einen Einfluss auf die Kontamination von verpackten Sandwiches mit Listerien hat, sollte die Temperatur im Rahmen der Probenahme erfasst werden.

### 5.3.3   Ergebnisse

An diesem Programm beteiligten sich 14 Bundesländer mit insgesamt 516 Proben. Die Ergebnisse der mikrobiologischen Untersuchung, der gemessenen Lagertemperatur und die sensorischen Eigenschaften der Sandwiches sind in Tabelle 5.3.1 dargestellt.

Eine sensorische Prüfung wurde bei 471 Proben durchgeführt. Bei 8 der geprüften Sandwiches (1,7 %) wurden sensorische Abweichungen festgestellt. Die Lagertemperatur wurde für insgesamt 335 Sandwiches ermittelt. Der überwiegende Anteil der Sandwiches (79,1 %) wurde bei einer Temperatur von unter 6 °C gelagert. Für 68 Proben (20,3 %) wurde eine Lagertemperatur zwischen 6 °C und 10 °C ermittelt. In 2 Fällen (0,6 %) wurde eine Lagertemperatur von mehr als 10 °C festgestellt, die beiden betroffenen Sandwiches zeigten jedoch keine sensorischen Abweichungen oder mikrobielle Kontaminationen.

In keinem der Sandwiches wurden *Escherichia coli*, koagulase-positive Staphylokokken oder Salmonellen nachgewiesen. In 3 Proben (0,7 %) erfolgte ein qualitativer Nachweis von *Listeria monocytogenes*. Leicht erhöhte Gehalte von präsumtivem *Bacillus cereus* (100 KbE/g bis 300 KbE/g) wurden in 3 der auf diesen Parameter untersuchten Proben (1,1 %) ermittelt.

### 5.3.4   Schlussfolgerungen

Die Ergebnisse dieses Programms zeigen, dass eine stichprobenartige Kontrolle im Rahmen der Routineüberwachung ausreichend ist.

### 5.3.5   Literatur

Little CL, Barrett NJ, Grant K, McLauchlin J (2008): Microbiological safety of sandwiches from hospitals and other health care establishments in the United Kingdom with a focus on Listeria monocytogenes and other Listeria species. J Food Prot. 71(2), S. 309–318

Shetty A, McLauchlin J, Grant K, O'Brien D, Howard T, Davies EM (2009): Outbreak of Listeria monocytogenes in an oncology unit as-

**Tab. 5.3.1**   Gemessene Lagertemperatur, sensorische Eigenschaften und Ergebnis der mikrobiologischen Untersuchung von Sandwiches aus dem Einzelhandel (n = Anzahl untersuchter Proben, k. A. = keine Angabe)

| Sandwiches | Anzahl untersuchter Proben | Anzahl Proben mit einer gemessenen Lagertemperatur | | | | Ergebnisse der Untersuchungen auf | | | | | | |
| --- | --- | --- | --- | --- | --- | --- | --- | --- | --- | --- | --- | --- |
| | | | | | | E. coli (n = 515) | Koagulase positive Staphylokokken (n = 238) | Salmonellen (n = 513) | *Listeria monocytogenes* (n = 412) | *Bacillus cereus*, präsumtiv (n = 274) | | |
| | | < 6 °C | 6 – 10 °C | > 10 °C | k. A. | Anzahl positiver Proben | Anzahl positiver Proben | Anzahl positiver Proben | Anzahl positiver Proben | < $10^2$ KbE/g | $10^2$ – $10^3$ KbE/g | > $10^3$ KbE/g |
| mit sensorischen Abweichungen | 8 | 1 | 1 | – | 6 | – | – | – | – | 4 | – | – |
| ohne sensorische Abweichung | 463 | 261 | 67 | 2 | 133 | – | – | – | 3 | 267 | 3 | – |
| k. A. | 45 | 3 | – | – | 42 | – | – | – | – | – | – | – |
| Gesamt | 516 | 265 | 68 | 2 | 181 | – | – | – | 3 | 271 | 3 | – |

sociated with sandwiches consumed in Hospital. J Hosp Infect 72 (4), S. 332–336

Meldrum RJ, Ellis PW, Mannion PT, Halstead D, Garside J; Welsh Food Microbiological Forum (2010): Prevalence of Listeria monocytogenes in readytoeat foods sampled from the point of sale in Wales, United Kingdom. J Food Prot 73(8), S. 1515–1518

## 6.1 Photoinitiatoren in karton-/papierverpackten Import-Lebensmitteln

Diane Fügel, CVUA, Stuttgart

### 6.1.1 Ausgangssituation

Seit im Jahr 2005 Rückstände von 2-Isopropylthioxanthon (2-ITX) in Lebensmitteln aus Kartonverpackungen nachgewiesen wurden, haben zahlreiche Schnellwarnmeldungen immer wieder gezeigt, dass 2-ITX nur einer von vielen im UV-Druck verwendeten Photoinitiatoren ist. Die meisten Photoinitiatoren sind toxikologisch nicht bzw. nicht ausreichend bewertet. Somit sind Übergänge dieser Substanzen auf Lebensmittel problematisch. Ergebnisse im Rahmen eines Entscheidungshilfeprojektes des Bundesministeriums für Ernährung, Landwirtschaft und Verbraucherschutz (BMELV 2011) haben gezeigt, dass Hersteller von Lebensmittelkartonverpackungen in Deutschland bereits alternative Druckfarben einsetzen bzw. zunehmend auf UV-Druckfarben verzichten. Kartonverpackungen importierter Lebensmittel sind jedoch noch häufig mit UV-härtenden Druckfarben hergestellt. Ein Übergang von Photoinitiatoren auf die Lebensmittel ist dann zum Teil in höheren Konzentrationen nachweisbar.

### 6.1.2 Ziel

Ziel des Programms war es, einen Überblick über die Verwendung von UV-härtenden Druckfarben bei kartonverpackten, importierten Lebensmitteln zu erhalten und das Ausmaß der Migration von Photoinitiatoren in diese Lebensmittel zu erfassen. Dazu wurden Benzophenon und weitere Photoinitiatoren in bedruckten Lebensmittelverpackungen aus Papier und Karton sowie ggf. im Lebensmittel bestimmt.

### 6.1.3 Ergebnisse

An diesem Programm beteiligten sich 5 Bundesländer mit insgesamt 66 Proben karton-/papierverpackter Lebensmittel und 10 Proben von Gegenständen, die beim Verzehr von Lebensmitteln verwendet werden (76 Proben insgesamt). Bei 30 der 66 Proben verpackter Lebensmittel wurde zusätzlich zur Verpackung auch das Lebensmittel auf Photoinitiatoren untersucht (106 Untersuchungen). Die Proben wurden überwiegend im Einzelhandel entnommen.

2 von 10 Gegenständen, die beim Verzehr von Lebensmitteln verwendet werden, enthielten Benzophenon, die anderen untersuchten Photoinitiatoren konnten in dieser Produktgruppe nicht nachgewiesen werden. Die Gehalte lagen bei 3,8 mg/kg bzw. 3,2 mg/kg Material. Da die Gehalte bei einer Verwendung von Benzophenon in der Druckfarbe erfahrungsgemäß deutlich höher sind, stammt das Benzophenon bei den vorliegenden Proben vermutlich aus anderen Eintragsquellen (z. B. Recyclingpapier).

In 34 von 66 Lebensmittelverpackungen wurden Photoinitiatoren nachgewiesen. Neben Benzophenon waren dies die Photoinitiatoren 1-HCHPK, 4,4'-Bis-(dimethylamino)-benzophenon, 4,4'-Bis(diethylamino)-benzophenon, 4-MBP, EDMAB, 4-Phenylbenzophenon, Methyl-o-benzoylbenzoat, 4-Dimethylaminobenzo-phenon, 2,2'-Dimethoxy-2-phenylaceto-phenon und p-Dimethylaminobenzoesäure-isooctylester und 2-ITX (Tab. 6.1.1).

In den positiven Lebensmittelproben konnten 6 verschiedene Photoinitiatoren nachgewiesen werden: Benzophenon, 4-Methylbenzophenon, 4-Hydroxybenzophenon, Methyl-o-benzoyl-benzoat, Ethyl-4-dimethylaminobenzoat und p-Dimethylaminobenzoesäure-isooctylester (Tab. 6.1.2).

Gehalte, die auf eine Verwendung der Photoinitiatoren in der Druckfarbe bzw. im Lack schließen lassen (Gehalte i. d. R. > 100 mg/kg Karton), konnten nur bei 5 Proben festgestellt werden. Hierbei handelte es sich um die

*Berichte zur Lebensmittelsicherheit 2012*, DOI 10.1007/978-3-319-02810-1_6,

**Tab. 6.1.1** Positive Proben von Verpackungsmaterialien und von Gegenständen aus Papier/Pappe/Karton, die beim Verzehr von Lebensmitteln verwendet werden

| Parameter | Probenzahl | positive Proben |
|---|---|---|
| Benzophenon (BP) | 76 | 36 (47 %) |
| 1-Hydroxycyclohexylphenylketon (1-HCHPK) | 61 | 8 (13 %) |
| 4,4'-Bis(dimethylamino)-benzophenon (Michlers Keton) | 51 | 14 (27 %) |
| 4,4'-Bis(diethylamino)-benzophenon (Michlers Ethylketon) | 65 | 10 (15 %) |
| 2-Methylbenzophenon (2-MBP) | 36 | – |
| 4-Methylbenzophenon (4-MBP) | 76 | 11 (15 %) |
| 4-Hydroxybenzophenon | 76 | – |
| Ethyl-4-dimethylaminobenzoat (EDMAB) | 76 | 6 (8 %) |
| 4-Phenylbenzophenon | 26 | 12 (46 %) |
| Methyl-o-benzoylbenzoat | 76 | 14 (18 %) |
| 4-Dimethylaminobenzophenon | 66 | 8 (12 %) |
| 2,2'-Dimethoxy-2-phenyl-acetophenon | 61 | 12 (20 %) |
| 2-Hydroxybenzophenon | 36 | – |
| Acetophenon | 36 | – |
| p-Dimethylaminobenzoesäure-isooctylester | 25 | 11 (44 %) |
| 2-Isopropylthioxanthon (2-ITX) | 61 | 9 (15 %) |
| 2,4-Diethylthioxanthon (2,4-DETX) | 75 | |

**Tab. 6.1.2** Positive Lebensmittelproben sowie Anzahl Proben mit Gehalten an Photoinitiatoren in Lebensmitteln < 10 µg/kg o. SMG bzw. > 10 µg/kg o. SMG

| Parameter | Probenzahl | positive Proben | Proben mit Gehalten | |
|---|---|---|---|---|
| | | | < 10 µg/kg bzw. SMG* | > 10 µg/kg bzw. SMG* |
| Benzophenon (BP) | 30 | 10 | 9 | 1 |
| 1-Hydroxycyclohexylphenylketon (1-HCHPK) | 15 | – | – | – |
| 4,4'-Bis(dimethylamino)-benzophenon (Michlers Keton) | 15 | – | – | – |
| 4,4'-Bis(diethylamino)-benzophenon (Michlers Ethylketon) | 29 | – | – | – |
| 2-Methylbenzophenon (2-MBP) | | – | – | – |
| 4-Methylbenzophenon (4-MBP) | 30 | 6 | 6 | – |
| 4-Hydroxybenzophenon | 30 | 1 | – | 1 |
| Ethyl-4-dimethylaminobenzoat (EDMAB) | 30 | 1 | – | 1 |
| 4-Phenylbenzophenon | 15 | – | – | – |
| Methyl-o-benzoylbenzoat | 30 | 1 | 1 | – |
| 4-Dimethylaminobenzophenon | 30 | – | – | – |
| 2,2'-Dimethoxy-2-phenylacetophenon | 15 | – | – | – |
| 2-Hydroxybenzophenon | | – | – | – |
| Acetophenon | | – | – | – |
| p-Dimethylaminobenzoesäure-isooctylester | 15 | 1 | 1 | – |
| 2-Isopropylthioxanthon (2-ITX) | 15 | – | – | – |
| 2,4-Diethylthioxanthon (2,4-DETX) | 15 | – | – | – |

* SMG = Spezifischer Migrationsgrenzwert gemäß Entwurf der 21. VO zur Änderung der BedGgstV; 2-Isopropylthioxanthon und 4-Methylbenzophenon jeweils 0,05 mg/kg, Summe 4-Methylbenzophenon und Benzophenon 0,6 mg/kg

Photoinitiatoren Benzophenon und 4-Methylbenzophenon. 4 der 5 Proben (Keksstäbchen mit Schokoladenüberzug, Malzkaffee, Reis und Gemüsezubereitung) stammten aus dem Ausland, bei einer Probe gefüllte Waffeln war die Herkunft unbekannt. Im Malzkaffee und in den Keksstäbchen wurde kein Benzophenon nachgewiesen. Im Reis und in den gefüllten Waffeln betrug der Gehalt an Benzophenon 2.702 µg/kg bzw. 297,3 µg/kg, der Gehalt an 4-Methylbenzophenon in der Gemüsezubereitung lag bei 28,9 µg/kg. Der im Zuge der Änderung der Bedarfsgegenständeverordnung zu erwartende spezifische Migrationsgrenzwert von 600 µg/kg für die Summe von 4-Methylbenzophenon und Benzophenon war somit nur bei der Reisprobe überschritten. In einer Probe Pappadums konnte im Lebensmittel ein Gehalt an Benzophenon von 575 µg/kg festgestellt werden. In der Verpackung war Benzophenon nicht nachweisbar (Tab. 6.1.3).

Zusätzlich zu den Photoinitiatoren wurden 36 Proben (20 Verpackungen und 10 Gegenstände, die beim Verzehr von Lebensmitteln verwendet werden) auch auf den Weichmacher N-Ethyl-p-toluolsulfonamid (NETSA) untersucht. In keiner Probe konnte dieser Weichmacher nachgewiesen werden.

## 6.1.4  Schlussfolgerungen

Die Ergebnisse dieses Programms zeigen, dass eine stichprobenartige Kontrolle im Rahmen der Routineüberwachung ausreichend ist.

**Tab. 6.1.3** Übersicht positiver Verpackungsproben

| Lebensmittelart (Herkunft) | Verpackungsart | Innen-verpackung | Art der Innenverpackung | Barriere | Nachgewiesener Photoinitiator in der Verpackung | Gehalt in der Verpackung [mg/kg] | im LM [$\mu$g/kg] |
|---|---|---|---|---|---|---|---|
| Couscous (Frankreich) | bedruckte Faltschachtel | nein | – | nein | Benzophenon | 7,0* | n. u.** |
| Lasagne (Deutschland) | bedruckte Faltschachtel | nein | – | nein | Benzophenon | 4,0* | n. u. |
| Nudeln (Italien) | bedruckte Faltschachtel | nein | – | nein | Benzophenon | 9,0* | n. u. |
| Müsli (Großbritannien) | bedruckte Faltschachtel | ja | PE-Beutel** | nein | Benzophenon | 11,0* | n. u. |
| Nudeln (China) | innen mit Kunststoff beschichteter Becher | nein | – | nein | Methyl-o-benzoylbenzoat | 0,22 | n. n.** |
|  |  |  |  |  | 4,4'-Bis(diethylamino)-benzophenon | 0,16 | n. n. |
|  |  |  |  |  | 4,4'-Bis(dimethylamino)-benzophenon | 0,59 | n. n. |
|  |  |  |  |  | 2,2'-Dimethoxy-2-phenylacetophenon | 0,13 | n. n. |
|  |  |  |  |  | 4-Methylbenzophenon | 0,3 | n. n. |
|  |  |  |  |  | 4-Phenylbenzophenon | 0,13 | n. n. |
| Backpulver (Russland) | bedruckte Faltschachtel | nein | – | nein | Benzophenon | 2,94 | n. n. |
|  |  |  |  |  | 4,4'-Bis(dimethylamino)-benzophenon | 0,36 | n. n. |
|  |  |  |  |  | 4-Phenylbenzophenon | 0,25 | n. n. |
| Salz (Weißrussland) | bedruckte Faltschachtel | ja | Papier-Beutel | nein | Benzophenon | 2,62 | n. n. |
|  |  |  |  |  | p-Dimethylaminobenzoesäure-isooctylester | n. n. | 3,0 |
|  |  |  |  |  | Ethyl-4-dimethylaminobenzoat | 0,29 | n. n. |
|  |  |  |  |  | Methyl-o-benzoylbenzoat | 0,1 | n. n. |
|  |  |  |  |  | 4,4'-Bis(dimethylamino)-benzophenon | 0,31 | n. n. |
|  |  |  |  |  | 1-Hydroxycyclohexylphenylketon | 0,25 | n. n. |
|  |  |  |  |  | 4-Phenylbenzophenon | 0,57 | n. n. |
| Nudeln (Deutschland) | bedruckte Faltschachtel | nein | – | nein | Benzophenon | 2,5 | n. n. |
|  |  |  |  |  | Ethyl-4-dimethylaminobenzoat | 0,27 | n. n. |
|  |  |  |  |  | 4,4'-Bis(dimethylamino)-benzophenon | 0,28 | n. n. |
|  |  |  |  |  | 1-Hydroxycyclohexylphenylketon | 0,25 | n. n. |
|  |  |  |  |  | 4-Phenylbenzophenon | 0,53 | n. n. |

* Wert in $\mu$g/dm$^2$
** n. n. = nicht nachweisbar, n. u. = nicht untersucht; PE = Polyethylen; PP = Polypropylen

**Tab. 6.1.3**  (Fortsetzung)

| Lebensmittelart (Herkunft) | Verpackungsart | Innen-verpackung | Art der Innenverpackung | Barriere | Nachgewiesener Photoinitiator in der Verpackung | Gehalt in der Verpackung [mg/kg] | im LM [μg/kg] |
|---|---|---|---|---|---|---|---|
| Keksstäbchen mit Schokoladenüberzug (Türkei) | bedruckte Faltschachtel | ja | Kunststoff (PP** / PE/Polyester) | nein | Benzophenon | 203 | n. n.** |
| | | | | | 4,4'-Bis(diethylamino)-benzophenon | 0,1 | n. n. |
| | | | | | 4,4'-Bis(dimethylamino)-benzophenon | 0,2 | n. n. |
| | | | | | 1-Hydroxycyclohexylphenylketon | 1,41 | n. n. |
| | | | | | 4-Methylbenzophenon | 0,25 | n. n. |
| | | | | | 4-Phenylbenzophenon | 21,3 | n. n. |
| Mandelmakronen (Italien) | bedruckte Faltschachtel | ja | Tüte aus Verbund-folie (Kunststoff/ Al) | ja | 4-Methylbenzophenon | 0,29 | n. n. |
| Zuckerwatte (Türkei) | bedruckte Faltschachtel | ja | PE/PP-Mischpolymer | nein | Benzophenon | 2,5 | n. n. |
| | | | | | 4,4'-Bis(dimethylamino)-benzophenon | 0,64 | n. n. |
| | | | | | 2,2'-Dimethoxy-2-phenylacetophenon | 0,32 | n. n. |
| Pappadums (Indien) | bedruckte Faltschachtel | ja | Polypropylen | nein | Benzophenon | n. n. | 575 |
| Tortenboden aus Mürbeteig (Russland) | bedruckter Kartonboden | nein | – | nein | Benzophenon | 4,79 | n. n. |
| | | | | | 4,4'-Bis(dimethylamino)-benzophenon | 0,34 | n. n. |
| | | | | | 2,2'-Dimethoxy-2-phenylacetophenon | 0,13 | n. n. |
| | | | | | 4-Dimethylaminobenzophenon | 0,19 | n. n. |
| | | | | | 4-Phenylbenzophenon | 0,12 | n. n. |
| Malzkaffee (Polen) | bedruckte Faltschachtel | nein | – | nein | Benzophenon | 972 | n. n. |
| Keksstäbchen mit Schokoladenüberzug (Türkei) | bedruckte Faltschachtel | ja | Kunststoff (PP/PE/ Polyester) | nein | 2-Isopropylthioxanthon | 0,11 | n. n. |
| | | | | | 2,2'-Dimethoxy-2-phenylacetophenon | 0,12 | n. n. |
| | | | | | 4-Methylbenzophenon | 0,35 | n. n. |
| Couscous (Deutschland) | bedruckte Faltschachtel | nein | – | nein | 4-Methylbenzophenon | 0,26 | n. n. |

** n. n. = nicht nachweisbar, n. u. = nicht untersucht; PE = Polyethylen; PP = Polypropylen

**Tab. 6.1.3**  (Fortsetzung)

| Lebensmittelart (Herkunft) | Verpackungsart | Innenverpackung | Art der Innenverpackung | Barriere | Nachgewiesener Photoinitiator in der Verpackung | Gehalt in der Verpackung [mg/kg] | im LM [$\mu$g/kg] |
|---|---|---|---|---|---|---|---|
| Couscous (Frankreich) | bedruckte Faltschachtel | nein | – | nein | Benzophenon | 2,21 | n. n.** |
| | | | | | 2-Isopropylthioxanthon | 0,11 | n. n. |
| | | | | | Methyl-o-benzoylbenzoat | 0,21 | n. n. |
| | | | | | 4,4'-Bis(diethylamino)-benzophenon | 0,14 | n. n. |
| | | | | | 4,4'-Bis(dimethylamino)-benzophenon | 0,64 | n. n. |
| | | | | | 2,2'-Dimethoxy-2-phenylacetophenon | 0,13 | n. n. |
| | | | | | 4-Phenylbenzophenon | 0,19 | n. n. |
| Gewürzmischung (Türkei) | bedruckte Faltschachtel | ja | PE; PP** | nein | 4-Phenylbenzophenon | 0,36 | n. n. |
| Reis (Vietnam) | bedruckte Faltschachtel | ja | PE-Beutel | nein | Benzophenon | 755 | 2.702 |
| Waffel, gefüllt (unbekannt) | bedruckte Faltschachtel | ja | Polystyrolschale mit PVC-Folie | nein | Benzophenon | 181 | 297 |
| Gemüsezubereitung (Pakistan) | bedruckte Faltschachtel | ja | PE-Beutel | ja (Al) | 4-Methylbenzophenon | 204 | 28,9 |

** n. n. = nicht nachweisbar, n. u. = nicht untersucht; PE = Polyethylen; PP = Polypropylen

### 6.1.5  Literatur

BMELV (2011): Ausmaß der Migration von Druckfarbenbestandteilen aus Verpackungsmaterialien in Lebensmittel, Abschlussbericht des Entscheidungshilfeprojekts des BMELV, S. 1–41, http://service.ble.de/fpd_ble/index2.php

## 6.2  Nickelfreisetzung aus Spielzeug aus Metall

Dr. Bärbel Vieth, BfR

### 6.2.1  Ausgangssituation

Nickel ist nach wie vor das Kontaktallergen mit der höchsten Sensibilisierungsrate. Etwa 10 % aller Kinder sind gegenüber Nickel sensibilisiert (BfR 2012). In der Bedarfsgegenständeverordnung und im Anhang XVII der Verordnung (EG) Nr. 1907/2006 (REACH-Verordnung) ist für die Nickelfreisetzung aus Erzeugnissen mit direktem und längerem Hautkontakt ein Grenzwert von 0,5 [$\mu$g/cm$^2$]/Woche festgelegt. In der europäischen Spielzeugrichtlinie 48/2009/EG ist kein spezifischer Grenzwert festgelegt worden. Allerdings stellt der erläuternde Leitfaden zur europäischen Spielzeugrichtlinie (Europäische Kommission 2010) klar, dass der Grenzwert der REACH-Verordnung auch für Spielzeug anzuwenden ist. Bisher lagen nur wenige Daten zur Nickelfreisetzung aus Spielzeug vor. Daher konnte das Risiko der Sensibilisierung und Kontaktallergie gegenüber Nickel durch Spielen mit Spielzeug aus Metall nicht umfassend bewertet werden. Untersuchungen im Rahmen des BÜp 2010 zum qualitativen Nachweis der Nickelfreisetzung wiesen in 28 % aller untersuchten Proben positive Befunde auf. Nach Erfahrungen der Experten weist ein positiver Befund im qualitativen Test auf eine Grenzwertüberschreitung hin. Bei einer kleinen Zahl von Proben wurde die Nickelfreisetzung quantitativ bestimmt, ein repräsentatives Bild ist allerdings nicht möglich. Der hierbei ermittelte Maximalwert weist mit fast 30 [$\mu$g/cm$^2$]/Woche auf erhebliche Expositionen über Spielzeug hin. Die DIN EN 1811 wurde umfassend überarbeitet und steht seit Mai 2011 zur Verfügung (DIN 2012).

### 6.2.2  Ziel

Es sollte die Nickellässigkeit von metallischen Spielzeugen (auch beschichtet, lackiert), bei denen ein längerer, direkter Hautkontakt beim Spielen zu erwarten ist, quantitativ bestimmt werden.

Tab. 6.2.1 Anzahl untersuchter Proben und Nickelfreisetzung aus Spielwaren aus Metall

| Matrizes | Anzahl Proben | Anzahl Proben mit quantifizierten Werten | gemessene Gehalte* ($[\mu g/cm^2]$/Woche) | | | | |
|---|---|---|---|---|---|---|---|
| | | | Min | Mittelwert | 90. Perzentil | 95. Perzentil | Max |
| Spielwaren für Kinder unter 36 Monaten geeignet | 2 | 1 | – | – | – | – | 0,01 |
| Metall- und Modellbaukastenset | 32 | 30 | 0,40 | 96,1 | 306 | 372 | 401 |
| Modellspielzeug | 76 | 20 | 0,002 | 0,4 | 0,4 | 0,86 | 5,9 |
| Aktionsspielzeug | 28 | 13 | 0,001 | 15,0 | 63,6 | – | 110 |
| Rollenspielzeug | 19 | 6 | 0,30 | 44,1 | – | – | 260 |
| sonstige Spielwaren | 11 | 4 | 0,02 | 4,4 | – | – | 16,3 |
| Spielwaren gesamt | 168 | 74 | 0,001 | 45,5 | 175 | 289 | 401 |

* Die statistischen Kennwerte beziehen sich auf die quantifizierten Gehalte.

Tab. 6.2.2 Anzahl Proben und Verteilung der Nickelfreisetzung aus Spielwaren aus Metall

| Matrizes | Anzahl Proben | | | | | | |
|---|---|---|---|---|---|---|---|
| | n. n. | n. n. – 0,2 $[\mu g/cm^2]$/ Woche | > 0,2 – 0,5 $[\mu g/cm^2]$/ Woche | > 0,5 – 1 $[\mu g/cm^2]$/ Woche | > 1 – 10 $[\mu g/cm^2]$/ Woche | > 10 – 100 $[\mu g/cm^2]$/ Woche | > 100 $[\mu g/cm^2]$/ Woche |
| Spielwaren für Kinder unter 36 Monaten geeignet | 1 | 1 | – | – | – | – | – |
| Metall- und Modellbaukastenset | 2 | – | 1 | 1 | 8 | 12 | 8 |
| Modellspielzeug | 18 | 55 | 1 | 1 | 1 | – | – |
| Aktionsspielzeug | 6 | 17 | 1 | – | 2 | 1 | 1 |
| Rollenspielzeug | 1 | 12 | 3 | 1 | 1 | – | 1 |
| sonstige Spielwaren | 5 | 3 | – | 2 | – | 1 | – |
| Spielwaren gesamt | 33 (20 %) | 88 (52 %) | 6 (4 %) | 5 (3 %) | 12 (7 %) | 14 (8 %) | 10 (6 %) |

## 6.2.3 Ergebnisse

An diesem Programm beteiligten sich 11 Bundesländer, insgesamt wurde die Nickellässigkeit von 168 Proben nach der DIN EN 1811 bestimmt. Berichtet wurden entsprechend der neuen EN 1811 die Messwerte ohne Berücksichtigung eines Korrekturfaktors. Die vorliegenden Messergebnisse unterstreichen das orientierende Bild, das sich bereits im Rahmen des BÜp 2010 aus den qualitativen Ergebnissen ergeben hatte. In 33 Proben (20 %) war die Nickelfreisetzung nicht nachweisbar. In 61 Proben (36 %) war Nickel nur in nicht quantifizierbaren Spuren nachweisbar. Eine Quantifizierung der Nickelfreisetzung erfolgte bei 74 Proben (44 %, Tab. 6.2.1). Insgesamt überschritt die Nickellässigkeit in 41 der 168 untersuchten Spielzeuge (24 %) den gesetzlichen Grenzwert (Tab. 6.2.2). Mit Messwerten bis zu 400 $[\mu g/cm^2]$/Woche waren die ermittelten Freisetzungsraten teilweise sehr hoch. Besonders auffällig waren die Metall- und Modellbaukästen, nur 3 Proben erfüllten die rechtlichen Anforderungen, während 29 der 32 untersuchten Proben (87 %) von Metall- und Modellbaukästen den Grenzwert teilweise erheblich überschritten. Beim Spielen mit Metallbaukästen ist nicht von einem einmaligen Kurzzeitkontakt, sondern von einem längeren bzw. sich häufig wiederholenden Hautkontakt auszugehen. Daher sind diese Befunde besonders kritisch zu bewerten. Die im Rahmen des BÜp 2012 ermittelten Freisetzungsraten weisen darauf hin, dass Spielzeug erheblich zur dermalen Exposition gegenüber Nickel beitragen und bei sensibilisierten Kindern ggf. eine Kontaktallergie auslösen kann.

## 6.2.4 Schlussfolgerungen

Die Ergebnisse dieses Programms zeigen, dass das hier behandelte Thema im Rahmen der amtlichen Kontrolle verstärkt berücksichtigt werden sollte. Ein Aufgreifen dieses Themas in einem späteren, ggf. angepassten Programm sollte in Erwägung gezogen werden.

## 6.2.5 Literatur

BfR (2012): Kontaktallergene in Spielzeug: Gesundheitliche Bewertung von Nickel und Duftstoffen, Aktualisierte Stellungnahme Nr. 010/2012 des BfR vom 11. April 2012, http://www.bfr.bund.de/cm/

343/kontaktallergene-in-spielzeug-gesundheitliche-bewertung-von-nickel-und-duftstoffen.pdf

Europäische Kommission (2010): Richtlinie 2009/48/EG über die Sicherheit von Spielzeug: Erläuternde Leitlinien, http://ec.europa.eu/enterprise/sectors/toys/files/tsd-guidance/translations/tsd_rev_1-0_explanatory_guidance_document_de.pdf

DIN (2012): DIN EN 1811 Referenzprüfverfahren zur Bestimmung der Nickellässigkeit von sämtlichen Stäben, die in durchstochene Körperteile eingeführt werden und Erzeugnissen, die unmittelbar und länger mit der Haut in Berührung kommen, Beuth, Berlin

## 6.3   Freisetzung von Formaldehyd aus Bedarfsgegenständen mit Lebensmittelkontakt aus Melamin

Helma Haffke, CVUA-OWL

### 6.3.1   Ausgangssituation

Gebrauchsgegenstände aus dem Kunststoff Melamin, z. B. Teller, Becher, Schüsseln, Camping- und Kindergeschirr oder auch Kochlöffel u. a. Küchenartikel, können Formaldehyd freisetzen, wenn sie hohen Temperaturen über 70 °C ausgesetzt werden. Für den Übergang in Lebensmittel wurde in der Verordnung (EU) Nr. 10/2011 über Materialien und Gegenstände aus Kunststoff, die dazu bestimmt sind, mit Lebensmitteln in Berührung zu kommen, ein spezifischer Migrationsgrenzwert (engl. specific migration limit, SML) von 15 mg/kg festgelegt. Insbesondere bei säurehaltigen Lebensmitteln kann es zu Überschreitungen des SML kommen.

### 6.3.2   Ziel

Es sollten Bedarfsgegenstände mit Lebensmittelkontakt aus dem Kunststoffmaterial Melamin untersucht werden, um festzustellen, ob bestimmte Produkte im Hinblick auf die Freisetzung von Formaldehyd besonders auffällig sind und die gesetzlichen Vorgaben nicht erfüllen.

### 6.3.3   Ergebnisse

An diesem Programm beteiligten sich 15 Bundesländer mit insgesamt 260 Proben. Die Bedarfsgegenstände aus Melamin wurden mit 3 %iger Essigsäure als saures Lebensmittelsimulanz unter „worst-case"-Bedingungen geprüft. Anschließend wurden die Messergebnisse entsprechend den Vorgaben der Verordnung (EU) Nr. 10/2011 unter Berücksichtigung des Standard-Oberflächen-Volumen-Verhältnisses von 6 dm$^2$/L Simulanz auf mg/kg Le-

bensmittel umgerechnet, um eine Vergleichbarkeit zu erreichen.

Die Kontaktbedingungen richteten sich nach den Empfehlungen des europäischen Referenzlaboratoriums. Sie betrugen für Gegenstände zum Lebensmittelverzehr (z. B. Schälchen, Schüsseln, Becher) in der Regel 2 h bei 70 °C (Tab. 6.3.1) und in Einzelfällen 0,5 h bei 70 °C (Tab. 6.3.2). Für Gegenstände zum Kochen, Backen und Braten, wie z. B. Kochlöffel und Pfannenwender, wurde die Untersuchung über 2 h bei 100 °C durchgeführt (Tab. 6.3.3). Die lange Kontaktzeit ist notwendig, weil mit einem wässrigen Simulanz nur max. 100 °C erreicht werden können, diese Küchenutensilien aber in der üblichen Verwendung auch mit heißem Fett und Öl in Kontakt kommen und damit deutlich höheren Temperaturen ausgesetzt sind.

212 Proben wurden bei 70 °C geprüft. Hier lagen die Gehalte in 6 Proben (3 %) über dem SML-Wert (Tab. 6.3.1). 21 Proben wurden mit reduzierter Kontaktzeit von 30 Minuten geprüft. Hier waren alle Proben unauffällig.

Die höchsten Auffälligkeiten ergaben sich bei Gegenständen und Küchenutensilien, die zum Kochen verwendet werden (Tab. 6.3.3). Hier wurden 27 Proben untersucht. Bei mehr als 92 % der Proben wurde der SML-Wert überschritten, und das Material erfüllte damit nicht die Anforderungen der Verordnung (EU) Nr. 10/2011.

Die Auswertung nach Herkunft zeigt (Tab. 6.3.4), dass nicht allein die Fertigungstechnik einen Einfluss auf die Freisetzung von Formaldehyd haben muss, vielmehr sind es die Materialeigenschaften des Kunststoffs Melamin selbst, die hier eine Rolle spielen. Insbesondere wenn Gebrauchsgegenstände aus Melamin über längere Zeit bei 100 °C verwendet werden, ist die Eignung des Materials nicht in ausreichendem Maße gegeben. Dies zeigt sich beim praktischen Gebrauch auch häufig durch Stumpfwerden der Oberfläche (BfR 2011).

### 6.3.4   Schlussfolgerungen

Während die Ergebnisse dieses Programms bei Gegenständen, die bei max. 70 °C verwendet werden, zeigen, dass eine stichprobenartige Kontrolle im Rahmen der Routineüberwachung ausreichend ist, stellt sich die Situation bei Gegenständen, die zum Kochen verwendet werden, anders dar. Bei diesen Produkten zeigen die Ergebnisse, dass das hier behandelte Thema im Rahmen der amtlichen Kontrolle verstärkt berücksichtigt werden sollte.

**Tab. 6.3.1**  Anzahl untersuchter und positiver Proben bei der Untersuchung der Formaldehydfreisetzung aus Bedarfsgegenständen mit Lebensmittelkontakt aus Melamin (Migration: 2 h, 70 °C, Oberflächen-Volumen-Verhältnis: 6 dm$^2$/kg)

| Matrix | Migrationsbedingungen: 2 h, 70 °C | | | |
| --- | --- | --- | --- | --- |
| | Anzahl untersuchter Proben | Anzahl positiver Proben | Anzahl Proben mit Gehalten im Migrat | |
| | | | ≤ 15 mg/kg (SML*) | > 15 mg/kg (SML*) |
| Gegenstand zum Verzehr von Lebensmitteln aus Kunststoff | 174 | 165 | 160 | 5 |
| Gegenstand zum Kochen, Braten, Backen oder Grillen aus Kunststoff | 24 | 17 | 17 | – |
| sonstiger Gegenstand zur Herstellung und Behandlung von Lebensmitteln aus Kunststoff | 14 | 14 | 13 | 1 |

* SML = Spezifischer Migrationsgrenzwert gemäß Verordnung (EU) Nr. 10/2011

**Tab. 6.3.2**  Anzahl untersuchter und positiver Proben bei der Untersuchung der Formaldehydfreisetzung aus Bedarfsgegenständen mit Lebensmittelkontakt aus Melamin (Migration: 0,5 h, 70 °C, Oberflächen-Volumen-Verhältnis: 6 dm$^2$/kg)

| Matrix | Migrationsbedingungen: 0,5 h, 70 °C | | | |
| --- | --- | --- | --- | --- |
| | Anzahl untersuchter Proben | Anzahl positiver Proben | Anzahl Proben mit Gehalten im Migrat | |
| | | | ≤ 15 mg/kg (SML*) | > 15 mg/kg (SML*) |
| Gegenstand zum Verzehr von Lebensmitteln aus Kunststoff | 19 | 18 | 18 | – |
| Gegenstand zum Kochen, Braten, Backen oder Grillen aus Kunststoff | – | – | – | – |
| sonstiger Gegenstand zur Herstellung und Behandlung von Lebensmitteln aus Kunststoff | 2 | 2 | 2 | – |

* SML = Spezifischer Migrationsgrenzwert gemäß Verordnung (EU) Nr. 10/2011

**Tab. 6.3.3**  Anzahl untersuchter und positiver Proben bei der Untersuchung der Formaldehydfreisetzung aus Bedarfsgegenständen mit Lebensmittelkontakt aus Melamin (Migration: 2 h, 100 °C, Oberflächen-Volumen-Verhältnis: 6 dm$^2$/kg)

| Matrix | Migrationsbedingungen: 2 h, 100 °C | | | |
| --- | --- | --- | --- | --- |
| | Anzahl untersuchter Proben | Anzahl positiver Proben | Anzahl Proben mit Gehalten im Migrat | |
| | | | ≤ 15 mg/kg (SML*) | > 15 mg/kg (SML*) |
| Gegenstand zum Verzehr von Lebensmitteln aus Kunststoff | 1 | 1 | – | 1 |
| Gegenstand zum Kochen, Braten, Backen oder Grillen aus Kunststoff | 12 | 10 | – | 10 |
| sonstiger Gegenstand zur Herstellung und Behandlung von Lebensmitteln aus Kunststoff | 14 | 14 | – | 14 |

* SML = Spezifischer Migrationsgrenzwert gemäß Verordnung (EU) Nr. 10/2011

**Tab. 6.3.4**  Anzahl untersuchter und positiver Proben bei der Untersuchung der Formaldehydfreisetzung aus Bedarfsgegenständen mit Lebensmittelkontakt aus Melamin nach Herkunft

| Herkunft | Anzahl untersuchter Proben | Anzahl positiver Proben | Anzahl Proben mit Gehalten im Migrat | |
| --- | --- | --- | --- | --- |
| | | | ≤ 15 mg/kg (SML*) | > 15 mg/kg (SML*) |
| Deutschland | 88 | 83 | 65 | 18 |
| EU-Ausland | 13 | 12 | 11 | 1 |
| Drittländer | 102 | 91 | 89 | 2 |
| unbekannt | 57 | 55 | 45 | 10 |

* SML = Spezifischer Migrationsgrenzwert gemäß Verordnung (EU) Nr. 10/2011

## 6.3.5  Literatur

BfR (2011): BfR-Stellungnahme Nr. 012/2011 Freisetzung von Melamin und Formaldehyd aus Geschirr und Küchenutensilien, http://www.bfr.bund.de/cm/343/freisetzung_von_melamin_und_formaldehyd_aus_geschirr_und_kuechenutensilien.pdf

CRL-NRL-FCM (2009): Guidelines on testing conditions for articles in contact with foodstuff (with a focus on kitchenware), CRL-NRL-FCM Publication, EUR 23814 EN 2009

European Commission (2011): Technical guidelines on testing the migration of primary aromatic amines from polyamide kitchenware and of formaldehyde from melamine kitchenware, EUR 24815 EN 2011

## 6.4   Körperpflegemittel, ausgelobt als „parfümfrei" oder sinngleich

Julia Beine, CVUA-OWL

### 6.4.1   Ausgangssituation

Durch die Kennzeichnungspflicht von bestimmten Duftstoffen mit allergenem Potenzial (§ 5 (1) Nr. 4 in Verbindung mit § 5a (3) KosmetikV) ist es oft verkaufsfördernd, Kosmetika ohne derartige oder gar alle Parfümstoffe anzubieten. Daher sind vermehrt Produkte im Handel, bei denen auf das Fehlen von Duftstoffen hingewiesen wird. Einige der deklarationspflichtigen Duftstoffe werden darüber hinaus zu anderen Zwecken eingesetzt, wie z. B. Farnesol in Produkten zur Desodorierung. Produkte mit entsprechenden Wirkstoffen, auch wenn sie nicht gezielt zur Parfümierung eingesetzt werden, dürften nicht als „parfümfrei" deklariert werden, weil Verbraucher irregeführt werden und unter Umständen gesundheitlichen Schaden nehmen können.

### 6.4.2   Ziel

Es sollten als „parfümfrei" beworbene kosmetische Mittel aus unterschiedlichen Anwendungsbereichen untersucht werden. Dabei waren als Untersuchungsparameter vor allem die in Anlage 2 der Kosmetikverordnung unter den Nummern 67 bis 92 gelisteten als allergen eingestuften Duftstoffe von Interesse sowie weitere Stoffe, die sowohl als Duftstoff als auch mit anderen Funktionen Verwendung finden können.

### 6.4.3   Ergebnisse

An diesem Programm beteiligten sich 9 Bundesländer mit insgesamt 186 Proben. Untersucht wurden 122 Mittel zur Hautpflege wie z. B. Handpflegemittel, Cremes – auch speziell ausgelobt für Babys und Kleinkinder –, Fußcremes oder Gesichtscremes, 18 Mittel zur Körperreinigung wie Seifen, Shampoos, Duschbäder und Badezusätze sowie 46 Mittel zur Beeinflussung des Körpergeruchs wie Deosprays oder -roller.

In Tabelle 6.4.1 sind die Ergebnisse der betrachteten Duftstoffe aufgelistet. Trotz Bezeichnung als „parfümfrei" wurden bei ca. 20 % der untersuchten kosmetischen Mittel Duftstoffe – zum Teil in hohen Konzentrationen – nachgewiesen.

Bei 48 % der 98 auf Limonen untersuchten Proben wurden positive Befunde festgestellt. Citral wurde in 25,8 % der auf diesen Parameter untersuchten Proben nachgewiesen. Benzylalkohol, der sowohl als Duftstoff, als Konservierungsstoff oder auch als Lösungsmittel verwendet werden kann, wurde in 29,6 % der 179 darauf untersuchten Proben nachgewiesen.

### 6.4.4   Schlussfolgerungen

Die Ergebnisse dieses Programms zeigen, dass das hier behandelte Thema im Rahmen der amtlichen Kontrolle verstärkt berücksichtigt werden sollte.

Tab. 6.4.1 Nachweis von Duftstoffen in kosmetischen Mitteln

| Parameter | Anzahl untersuchter Proben | Anzahl positiver Proben | Anteil positiver Proben [%] | Anzahl Proben mit quantifizierten Gehalten | Gemessene Gehalte* | | | |
|---|---|---|---|---|---|---|---|---|
| | | | | | Min | Max | Mittelwert | Median |
| alpha-Amylzimtaldehyd; Amylcinnamal | 186 | 39 | 21,0 | 1 | 49,0 | 49,0 | – | – |
| Benzylalkohol | 179 | 53 | 29,6 | 13 | 0,20 | 9050 | 1382 | 63,0 |
| Cinnamylalkohol | 186 | 39 | 21,0 | – | – | – | – | – |
| Citral | 155 | 40 | 25,8 | 1 | 9,10 | 9,10 | – | – |
| Eugenol | 186 | 41 | 22,0 | 1 | 0,50 | 0,50 | – | – |
| Hydroxycitronellal | 186 | 39 | 21,0 | – | – | – | – | – |
| Isoeugenol | 171 | 39 | 22,8 | – | – | – | – | – |
| Amylcinnamylalkohol | 178 | 39 | 21,9 | – | – | – | – | – |
| Benzylsalicylat | 186 | 39 | 21,0 | – | – | – | – | – |
| Cinnamal | 186 | 39 | 21,0 | – | – | – | – | – |
| Cumarin | 186 | 39 | 21,0 | – | – | – | – | – |
| Geraniol | 186 | 40 | 21,5 | 1 | 1,50 | 1,50 | – | – |
| Hydroxy-Methylpentylcyclohexencarboxaldehyd | 186 | 39 | 21,0 | – | – | – | – | – |
| Anisylalkohol | 156 | 9 | 5,8 | – | – | – | – | – |
| Benzylcinnamat | 186 | 39 | 21,0 | – | – | – | – | – |
| Farnesol | 186 | 40 | 21,5 | 1 | 10,0 | 10,0 | – | – |
| 2-(4-tert-Butylbenzyl)propionaldehyd | 186 | 40 | 21,5 | 1 | 1,60 | 1,60 | – | – |
| Linalool | 186 | 45 | 24,2 | 6 | 0,10 | 540 | 119 | 7,51 |
| Benzylbenzoat | 186 | 44 | 23,7 | 4 | 2,00 | 19,0 | 7,90 | 5,30 |
| Citronellol | 186 | 41 | 22,0 | 2 | 3,08 | 3,60 | 3,34 | 3,34 |
| Hexylcinnamaldehyd | 186 | 39 | 21,0 | – | – | – | – | – |
| (R)-Limonen | 80 | 11 | 13,8 | 11 | 1,10 | 1630 | 156 | 2,20 |
| Limonen | 98 | 47 | 48,0 | 5 | 0,01 | 2106 | 421 | 0,16 |
| Limonen R:S | 8 | – | – | – | – | – | – | – |
| Methylheptincarbonat | 137 | 30 | 21,9 | – | – | – | – | – |
| 3-Methyl-4-(2,6,6-trimethyl-2-cyclohexen-1-yl)-3-buten-2-on | 142 | 39 | 27,5 | – | – | – | – | – |
| Baummoosextrakt | 26 | – | – | – | – | – | – | – |
| Eichenmoos- und Baummoosextrakt | 20 | – | – | – | – | – | – | – |
| Trimethyl Benzenepropanol; 2,2-Dimethyl-3-(3-methylphenyl)-propanol | 52 | – | – | – | – | – | – | – |
| Nerol | 67 | – | – | – | – | – | – | – |
| Salicylsäuremethylester; Methylsalicylat | 12 | – | – | – | – | – | – | – |
| Piperonal | 99 | 30 | 30,3 | 1 | 1685 | 1685 | – | – |

* Die statistischen Kennwerte beziehen sich auf die quantifizierten Gehalte in [mg/kg].

## 7.1 Roheihaltige Speisen in der Gastronomie

Barbara Beck, TLV, Bad Langensalza

### 7.1.1 Ausgangssituation

Da roheihaltige Speisen in der gastronomischen Versorgung ein hohes mikrobielles Risiko für die Verbraucher darstellen können, bestehen besondere Anforderungen beim Umgang mit diesen sensiblen Erzeugnissen.

### 7.1.2 Ziel

Im Rahmen dieses Programms sollten Gastronomiebetriebe und Einrichtungen der Gemeinschaftsverpflegung hinsichtlich der Einhaltung der gesetzlichen Bestimmungen für die Abgabe roheihaltiger Speisen überprüft werden.

### 7.1.3 Ergebnisse

An diesem Programm beteiligten sich 14 Bundesländer mit insgesamt 1.674 Betriebskontrollen. Kontrolliert wurden 1.333 Gastronomiebetriebe und 341 Einrichtungen der Gemeinschaftsverpflegung. Dabei wurde festgestellt, dass von der Anzahl der kontrollierten Einrichtungen nur sehr wenige Betriebe, und zwar 40 Gastronomiebetriebe (3 %) und 71 Einrichtungen der Gemeinschaftsverpflegung (21 %) überhaupt roheihaltige Speisen herstellten und abgegeben haben.

In 13 Gastronomiebetrieben (32 %) und 3 Einrichtungen der Gemeinschaftsverpflegung (4 %), welche roheihaltige Speisen herstellen, wurden bestimmungsgemäß warm zu verzehrende roheihaltige Speisen entgegen den Vorschriften später als 2 h nach der Herstellung abgegeben.

In 29 der kontrollierten Gastronomiebetriebe (72 %), welche Speisen unter Verwendung von Frischei ohne nachfolgendes Durcherhitzen herstellen, wurden bestimmungsgemäß kalt zu verzehrende roheihaltige Lebensmittel nicht innerhalb von 2 h nach der Herstellung auf eine Temperatur von höchstens 7 °C abgekühlt und/oder nicht innerhalb von 24 h nach der Herstellung an den Verbraucher abgegeben. In Einrichtungen der Gemeinschaftsverpflegung gab es dazu keine Verstöße.

Zwei Einrichtungen der Gemeinschaftsverpflegung (3 %) verstießen gegen das Abgabeverbot von roheihaltigen Speisen an besonders empfindliche Verbraucher (Tab. 7.1.1).

Im Ergebnis der durchgeführten Kontrollen in Gastronomiebetrieben und Einrichtungen der Gemeinschaftsverpflegung ist festzustellen, dass nur sehr wenige Betriebe Risikolebensmittel abgeben, die unter Verwendung von Frischei selbst hergestellt werden und rohe Bestandteile von Eiern enthalten. Von den wenigen Betrieben in der Gastronomie, welche roheihaltige Risikolebensmittel herstellen und abgeben, wurden jedoch bei ca. 33 % die Fristen für bestimmungsgemäß warm zu verzehrende Speisen nicht eingehalten. Bei bestimmungsgemäß kalt zu verzehrenden roheihaltigen Speisen wurden sogar bei ca. 75 % der kontrollierten Gastronomiebetriebe Mängel hinsichtlich der vorgeschriebenen Temperaturen und Fristen für diese Lebensmittel festgestellt. Bei Einrichtungen der Gemeinschaftsverpflegung war die Anzahl diesbezüglicher Mängel gering und lag unter 5 %.

### 7.1.4 Schlussfolgerungen

Die Ergebnisse dieses Programms zeigen, dass das hier behandelte Thema im Rahmen der amtlichen Kontrollen verstärkt berücksichtigt werden sollte.

*Berichte zur Lebensmittelsicherheit 2012*, DOI 10.1007/978-3-319-02810-1_7,
© Bundesamt für Verbraucherschutz und Lebensmittelsicherheit (BVL) 2013

**Tab. 7.1.1** Ergebnisse der Überprüfung von Gastronomiebetrieben und Einrichtungen zur Gemeinschaftsverpflegung bezüglich der Abgabe roheihaltiger Speisen

| Betriebs-art | 1. Gesamtzahl der kontrollierten Betriebe | 2. Anzahl der kontrollierten Einrichtungen nach 1. mit Abgabe roheihaltiger Lebensmittel | Anzahl der Betriebe nach 2., mit Mängeln bzgl. | | |
|---|---|---|---|---|---|
| | | | § 20a Abs. 1 Nr. 1 Tier-LM-HV (Überschreitung der 2-Stunden-Frist) | § 20a Abs. 1 Nr. 2 Tier-LMHV (Temperaturen, Fristen nicht eingehalten) | Verstoß gegen § 20a Abs. 2 Satz 1 Tier-LMHV (Abgabeverbot) |
| Gastro-nomie | 1.333 | 40 | 13 | 29 | – |
| Gemein-schafts-verpfle-gung | 341 | 71 | 3 | – | 2 |
| Gesamt | 1.674 | 111 | 16 | 29 | 2 |

## 7.2 Überprüfung von importierten kosmetischen Mitteln in Kosmetik- und Nagelstudios

Annette Neuhaus, Kreis Lippe

### 7.2.1 Ausgangssituation

Kosmetik- und Nagelstudios beziehen ihre kosmetischen Mittel nicht selten, z. B. über das Internet, aus Drittländern. Damit übernehmen die Inhaber dieser Studios die Pflichten eines Importeurs, d. h., es sind eine Reihe von Unterlagen bereitzuhalten, insbesondere eine Sicherheitsbewertung ihrer Produkte. Darüber hinaus bestehen Mitteilungspflichten (gegenüber dem BVL bzw. eine Notifizierung im Internetportal „Cosmetic Products Notification Portal" der Europäischen Union sowie gegenüber der örtlich zuständigen Behörde). Diese Pflichten sind den verantwortlichen Betreibern von Kosmetik- und Nagelstudios häufig nicht bekannt und zudem nur mit erheblichem Aufwand zu erfüllen.

### 7.2.2 Ziel

Im Rahmen dieses Programms sollte in Kosmetik- und Nagelstudios die Einhaltung der gesetzlichen Bestimmungen bzgl. importierter kosmetischer Mittel durch Sichtung der in den Studios verwendeten kosmetischen Mittel, durch Feststellung der Hersteller und der Bezugswege und im Fall von Mitteln aus einem Drittland durch die Kontrolle der bereitzuhaltenden Unterlagen, der Rückverfolgbarkeit sowie der Erfüllung der Mitteilungspflichten überprüft werden.

### 7.2.3 Ergebnisse

An diesem Programm beteiligten sich 11 Bundesländer mit insgesamt 501 Betriebskontrollen. Bei den überprüften Betrieben handelte es sich um 221 Nagelstudios, 119 Kosmetikstudios und 161 kombinierte Kosmetik- und Nagelstudios. In 9 % aller Betriebe (45 Betriebe) wurden kosmetische Mittel vorgefunden, die in Drittländern hergestellt und (möglicherweise) direkt von dort bezogen worden waren. Am häufigsten wurden sie in speziellen Nagelstudios vorgefunden (30 Betriebe, 13,6 %).

Mängel waren in durchschnittlich 6,6 % aller kontrollierten Betriebe festzustellen, meistens in Nagelstudios (in 28 von 221 Betrieben, 12,7 %). Hier besteht ein direkter Zusammenhang: Sofern kosmetische Mittel aus Drittländern stammen und von den Studios selbst importiert werden, sind die Anforderungen besonders hoch, und es können daher am ehesten Mängel auftreten. Der mit Abstand am häufigsten festgestellte Verstoß bestand in der fehlenden Rückverfolgbarkeit der Produkte, d. h., die Bezugswege waren nicht ausreichend nachvollziehbar. Andere Mängel traten hingegen deutlich seltener auf. Dabei ist zu bedenken, dass die Feststellung etwaiger anderer Mängel, insbesondere hinsichtlich der Spezifikationen, der Sicherheitsbewertungen oder anderer Dokumente, besondere Anforderungen an die Qualifikation des Kontrollpersonals stellt.

Als Reaktion auf die festgestellten Verstöße wurden die Betriebe in 20 Fällen von den Kontrollbehörden beraten und belehrt, in 8 Fällen erfolgten mündliche und in 2 Fällen schriftliche Verfügungen. Sämtliche Ergebnisse sind Tabelle 7.2.1 zu entnehmen.

**Tab. 7.2.1**   Ergebnisse der Überprüfung von Kosmetik- und Nagelstudios hinsichtlich der Einhaltung der gesetzlichen Bestimmungen bzgl. importierter kosmetischer Mittel

| | Betriebsart | | | |
| --- | --- | --- | --- | --- |
| | Kosmetik- und Nagelstudios | Kosmetikstudios | Nagelstudios | Gesamt |
| 1. Anzahl der kontrollierten Betriebe insgesamt | 161 | 119 | 221 | 501 |
| 2. Anzahl der Betriebe mit Verstößen | 4 | 1 | 28 | 33 |
| 3. Anzahl der Betriebe nach 1., in denen kosmetische Mittel, hergestellt in und direkt bezogen aus Drittländern, angetroffen wurden | 8 | 7 | 30 | 45 |
| 4. Anzahl der Betriebe nach 1., in denen kosmetische Mittel, hergestellt in und direkt bezogen aus Drittländern, angetroffen wurden und in denen Mängel festgestellt wurden | | | | |
| • Rückverfolgbarkeit nicht gewährleistet | 2 | – | 18 | 20 |
| • Meldung bei BVL und/oder örtlichen Behörde nicht (vollständig) erstattet | 2 | – | 3 | 5 |
| • Unterlagen über die Zusammensetzung | 2 | – | 2 | 4 |
| • Sicherheitsbewertung fehlt oder unvollständig | 2 | – | 5 | 7 |
| • physikalisch-chemische und mikrobiologische Spezifikationen der Ausgangsstoffe und des Erzeugnisses sowie Unterlagen über die Reinheit und die mikrobiologische Beschaffenheit des kosmetischen Mittels | 2 | – | 4 | 6 |
| • Belege, dass die Herstellungsweise nach guter Herstellungspraxis erfolgt ist | 2 | – | 4 | 6 |
| • Hinweis auf Wirkung vorhanden, Nachweisunterlagen fehlen | 2 | – | 2 | 4 |
| 5. Getroffene Maßnahmen bei Verstößen | | | | |
| • Beratung/Belehrung | 2 | 1 | 17 | 20 |
| • mündliche Verfügung | 2 | – | 6 | 8 |
| • schriftliche Verfügung | – | – | 2 | 2 |
| • kostenpflichtige Verwarnung | – | – | – | – |
| • Bußgeldverfahren | – | – | – | – |

### 7.2.4  Schlussfolgerungen

Die Ergebnisse dieses Programms zeigen, dass das hier behandelte Thema im Rahmen der amtlichen Kontrolle verstärkt berücksichtigt werden sollte.

## 7.3  Hygienemanagement in Imbissverkaufseinrichtungen auf Märkten und Volksfesten

Marion Büttner, BVL

### 7.3.1  Ausgangssituation

Das Speisenangebot auf Märkten und Volksfesten ist vielfältig. Speisen werden an verschiedenen Arten von Imbissverkaufseinrichtungen angeboten: Imbissfahrzeuge, Imbissanhänger, Imbisscontainer, aber auch sogenannte Flatterstände (Stände ohne feste Seiten- und Rückwände) und Imbisskioske, die für die jeweilige Veranstaltung aus Einzelteilen zusammengestellt werden (z. B. vom Veranstalter zur Verfügung gestellte Holzhütten auf manchen Weihnachtsmärkten). Flatterstände und Verkaufskioske (z. T. vom Veranstalter zur Verfügung gestellt), werden allgemein nur für die Dauer der Veranstaltung/des Markttages an dem jeweiligen Standort neu errichtet. Ausreichende Reinigungsmaßnahmen müssen bei diesen Ständen vor Inbetriebnahme generell erwartet werden. Imbisswagen ziehen vom Veranstaltungsgelände/-ort zum nächsten Einsatzort und werden dort wieder in Betrieb genommen. Wenn die erforderlichen Reinigungs- und Desinfektionsmaßnahmen trotz der besseren Bauart bei einem Standortwechsel außer Acht gelassen werden, kann auch hier eine nachteilige Beeinflussung und Kontamination der Lebensmittel nicht ausgeschlossen werden.

Nach Art. 4 Abs. 2 i. V. m. Anhang II Kapitel III der Verordnung (EG) Nr. 852/2004 über Lebensmittelhygiene müssen derartige ortsveränderliche und/oder nichtständige Betriebsstätten so gelegen, konzipiert, gebaut sein und betrieben werden, dass das Risiko der Kontamination für die Lebensmittel insbesondere durch Menschen, Tiere und Umwelt bei der Herstellung, Behandlung und dem Inverkehrbringen vermieden werden kann. Um die allgemeine Verpflichtung aus der EU-Hygieneverordnung zu erfüllen, können sich die Lebensmittelunternehmer spezieller für die Branche ausgearbeiteter Leitlinien und DIN-Normen bedienen, deren Anwendung geeignet ist, die Ziele der EU-Hygieneverordnung zu erreichen. Mit der Anwendung dieser Leitlinien und DIN-Normen hat der Betreiber von Imbissverkaufseinrichtungen bereits Instrumente zur Verfügung, die es ihm ermöglichen, ein gutes Hygienemanagement für seine Betriebsstätte einzurichten und zu praktizieren. Die Erfüllung der allgemeinen und spezifischen Hygienevorschriften ist auch vor dem Hintergrund der Menge an abgegebenen Lebensmitteln von Bedeutung, da ansonsten den Besuchern von Volksfesten und Märkten nicht sichere, insbesondere kontaminierte und somit zum Verzehr nicht geeignete Lebensmittel angeboten werden könnten.

### 7.3.2  Ziel

Im Rahmen dieses Programms sollte das Hygienemanagement bei der Herstellung und Verteilung von Speisen in Imbissverkaufseinrichtungen auf Märkten und Volksfesten überprüft werden.

### 7.3.3  Ergebnisse

An diesem Programm beteiligten sich 14 Bundesländer mit insgesamt 2.589 Betriebskontrollen. In 1.276 aller geprüften Imbisseinrichtungen (49 %) wurden Mängel festgestellt, wobei die höchste Quote mit 58 % in den Flatterständen lag. Hier wurden insbesondere im Vergleich zu den Imbisskiosken bzw. Imbisswagen/Imbisscontainern bereits bzgl. der baulichen Beschaffenheit und Ausstattung, der Lagerung und Kühlung der Ware höhere Beanstandungsquoten ermittelt (Tab. 7.3.1a).

Die Reinigung und Desinfektion wurde in 25 % aller geprüften Imbisseinrichtungen bemängelt und eine nicht ausreichende Schulung des Personals in 21 % der Betriebe festgestellt.

Mängel bzgl. der Personalhygiene (11 %), der Vor- und Zubereitung (5 %) und des Umgangs mit Speiseresten und Abfällen (6 %) wurden vergleichsweise weniger festgestellt und betrafen alle Bauarten der Imbisseinrichtungen gleichermaßen.

Die Hälfte der auffälligen Betriebsstätten wiesen Mängel in der Reinigung und Desinfektion auf (Abb. 7.1). Hier lag der Anteil der Mängel in den mobilen Imbisswagen/Imbisscontainern mit 55 % deutlich höher als in den Flatterständen mit 40 %. Im Vergleich zu den Flatterständen wurden in Imbisswagen/Imbisscontainern auch häufiger Mängel bzgl. der Personalschulung (44 % zu 38 %) und der Eigenkontrollkonzepte (62 % zu 52 %) festgestellt. Dieser Unterschied lässt insbesondere auf eine unzureichende Beachtung und Anwendung der branchenbezogenen Leitlinien durch die Betreiber von Imbisseinrichtungen/Imbisscontainern schließen.

Bei den Betriebskontrollen wurden insgesamt 744 Beratungen zu den festgestellten Mängeln durchgeführt

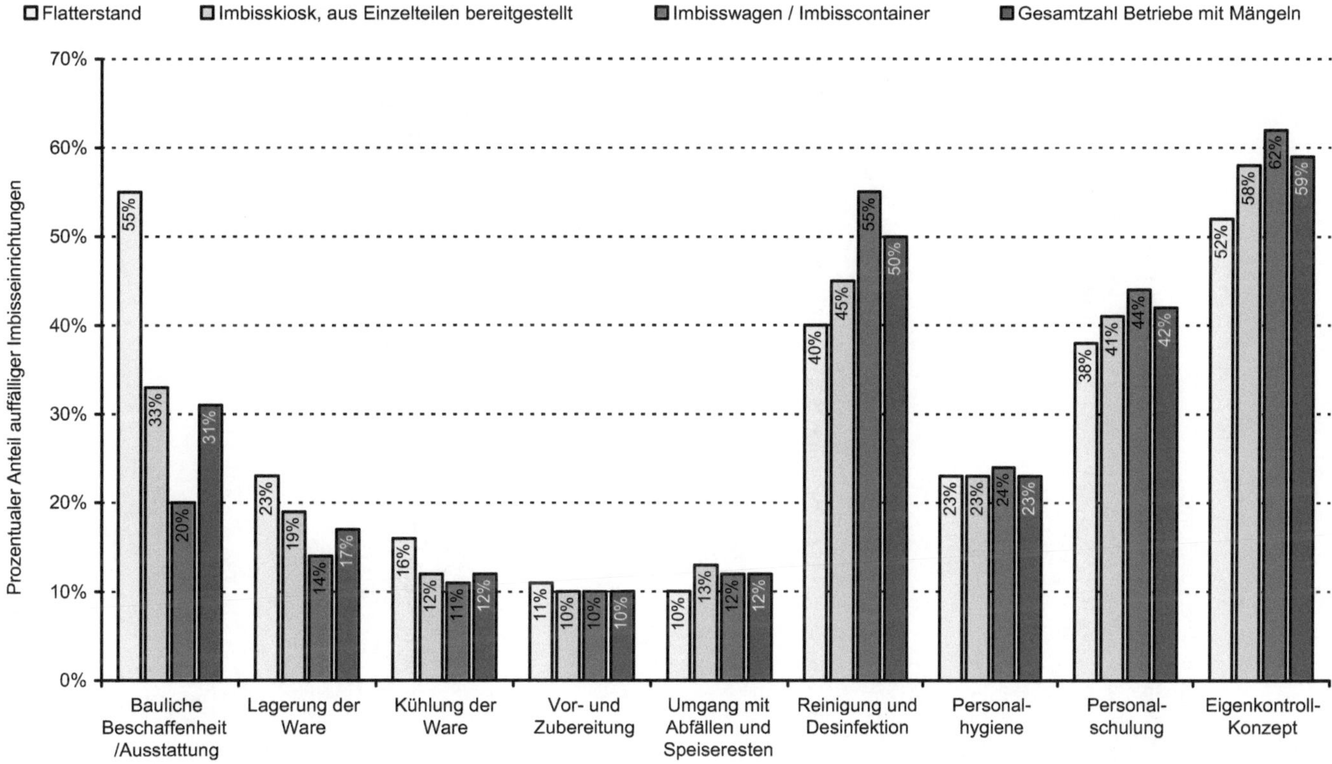


**Abb. 7.1** Prozentualer Anteil der festgestellten Mängel in den „Betrieben mit Mängeln" verschiedener Bauarten

und 638 schriftliche Verfügungen und Sanktionen veranlasst, wobei mit 480 mündlichen Verwarnungen und 73 schriftlichen Verwarnungen geringfügige Ordnungswidrigkeiten geahndet wurden. Mit 48 eingeleiteten Bußgeldverfahren und einer Strafanzeige wurden schwerwiegendere Verstöße gegen lebensmittelrechtliche und hygienische Bestimmungen sanktioniert. In 36 Fällen sind schriftliche Verfügungen erlassen worden, um Gefahren abzuwehren (Tab. 7.3.1b).

### 7.3.4 Schlussfolgerungen

Die Ergebnisse dieses Programms zeigen, dass das hier behandelte Thema im Rahmen der amtlichen Kontrolle verstärkt berücksichtigt werden sollte.

### 7.3.5 Literatur

BGN (2010): Leitlinie für eine gute Lebensmittelhygienepraxis in ortsveränderlichen Betriebsstätten; ASI – Arbeits-Sicherheits-Informationen (2010), Band, 11.1

DIN (2009): DIN 10500 Lebensmittelhygiene – Verkaufsfahrzeuge und ortsveränderliche, nichtständige Verkaufseinrichtungen für leicht verderbliche Lebensmittel – Hygieneanforderungen, Prüfung, Beuth, Berlin

DIN (2012): DIN 10508 Lebensmittelhygiene – Temperaturen für Lebensmittel, Beuth, Berlin

DIN (2009): DIN 10514 Lebensmittelhygiene – Hygieneschulung, Beuth, Berlin

DIN (2009): DIN 10516 Lebensmittelhygiene – Reinigung und Desinfektion, Beuth, Berlin

SANCO (2005): Leitfaden für die Umsetzung von HACCP-gestützten Verfahren und zur Erleichterung der Umsetzung der HACCP-Grundsätze in bestimmten Lebensmittelunternehmen. SANCO/1955/2005 Rev. 3 (PLSPV/2005/1955/1955R5-DE.doc)

Tab. 7.3.1a   Ergebnis der Überprüfung des Hygienemanagements an Imbissverkaufseinrichtungen auf Märkten und bei Volksfesten

| Bauart der Imbisseinrichtung | 1. Anzahl der kontrollierten Betriebe | 2. Gesamtzahl (prozentualer Anteil) der Betriebe mit Mängeln | 3. Anzahl (prozentualer Anteil) der kontrollierten Betriebe nach 1., in denen Mängel festgestellt wurden bzgl. | | | | | | | | |
|---|---|---|---|---|---|---|---|---|---|---|---|
| | | | bauliche Beschaffenheit/ Ausstattung | Lagerung der Ware | Kühlung der Ware | Vor- und Zubereitung | Umgang mit Abfällen und Speiseresten | Reinigung und Desinfektion | Personalhygiene | Personalschulung | Eigenkontroll-Konzept |
| Flatterstand | 471 | 274 (58 %) | 152 (32 %) | 64 (14 %) | 44 (9 %) | 30 (6 %) | 27 (6 %) | 110 (23 %) | 63 (13 %) | 104 (22 %) | 143 (30 %) |
| Imbisskiosk (für die jeweilige Veranstaltung aus Einzelteilen zusammengestellt) | 537 | 262 (49 %) | 87 (16 %) | 50 (9 %) | 31 (6 %) | 27 (5 %) | 35 (7 %) | 119 (22 %) | 60 (11 %) | 108 (20 %) | 152 (28 %) |
| Imbisswagen/ Imbisscontainer | 1.581 | 740 (47 %) | 151 (10 %) | 101 (6 %) | 83 (5 %) | 76 (5 %) | 90 (6 %) | 409 (26 %) | 174 (11 %) | 324 (20 %) | 462 (29 %) |
| Gesamt | 2.589 | 1.276 (49 %) | 390 (15 %) | 215 (8 %) | 158 (6 %) | 133 (5 %) | 152 (6 %) | 638 (25 %) | 297 (11 %) | 536 (21 %) | 757 (29 %) |

Tab. 7.3.1b   Verteilung der getroffenen Maßnahmen in den Imbisseinrichtungen mit Mängeln

| Bauart der Imbisseinrichtung | 1. Anzahl der kontrollierten Betriebe | 2. Gesamtzahl der Betriebe mit Mängeln | 4. Getroffene Maßnahmen | | | | | |
|---|---|---|---|---|---|---|---|---|
| | | | Beratung | mündliche Verwarnung | schriftliche Verwarnung | schriftliche Verfügung | Bußgeldverfahren eingeleitet | Strafverfahren eingeleitet |
| Flatterstand | 471 | 274 | 152 | 100 | 21 | 7 | 11 | – |
| Imbisskiosk (für die jeweilige Veranstaltung aus Einzelteilen zusammengestellt) | 537 | 262 | 156 | 114 | 21 | 3 | 8 | – |
| Imbisswagen/ Imbisscontainer | 1.581 | 740 | 436 | 266 | 31 | 26 | 29 | 1 |
| Gesamt | 2.589 | 1.276 | 744 | 480 | 73 | 36 | 48 | 1 |

## 7.4   Belastbarkeit von Systemen zur Rückverfolgbarkeit in kleinen und mittleren Betrieben

Dr. Jan Hoffbauer, BVL

### 7.4.1   Ausgangssituation

Gemäß Art. 18 Abs. 3 der Verordnung (EG) Nr. 178/2002 haben Lebensmittelunternehmer sicherzustellen, dass eine mögliche Rücknahme nicht sicherer Lebensmittel vom Markt hinreichend effizient durchgeführt werden kann. Dazu richten sie Systeme und Verfahren zur Feststellung der Unternehmen ein, an die ihre Erzeugnisse geliefert worden sind. Diese Informationen sind den zuständigen Behörden auf Aufforderung zur Verfügung zu stellen. Die Rückverfolgung von Sprossen und Saaten im Zusammenhang mit dem EHEC-Ausbruchsgeschehen in Deutschland (Mai bis Juli 2011) hat gezeigt, dass insbesondere kleine und mittlere Betriebe die o. g. Anforderungen nicht immer erfüllen und teilweise erforderliche Dokumente nicht vorlegen können.

### 7.4.2   Ziel

Im Rahmen dieses Programms sollten die Rückverfolgbarkeitssysteme kleiner und mittlerer Betriebe bundesweit auf ihre Belastbarkeit, d. h. auf die unverzügliche und vollständige Verfügbarkeit der Daten bzw. Dokumente, überprüft werden. Anhand des Sortiments war ein Produkt auszuwählen. Für dieses Produkt war a) für eine Zutat der Wareneingang (meist mehrere Lieferanten) und b) der Warenausgang zu prüfen.

### 7.4.3   Ergebnisse

An diesem Programm beteiligten sich 14 Bundesländer mit insgesamt 1.165 Betriebskontrollen. Davon entfielen 340 Kontrollen auf zertifizierte und 825 auf nicht zertifizierte Betriebe. Bei 48 der kontrollierten zertifizierten Betriebe wurden Mängel festgestellt, dies entspricht einer Quote von 14 %. Bei den nicht zertifizierten Betrieben wiesen insgesamt 27 % der kontrollierten Betriebe Mängel auf (225 Betriebe). Einzelheiten sind den Tabellen 7.4.1a und 7.4.1b zu entnehmen.

Anhand der Tabelle 7.4.1a lässt sich ablesen, dass zum einen in nicht zertifizierten Betrieben statistisch 67 % bis 93 % mehr Mängel hinsichtlich der Rückverfolgbarkeit festgestellt wurden als in zertifizierten Betrieben.

Auffällig ist zudem, dass diese Mängel proportional seltener mit zunehmender Größe der Betriebe auftraten, was mit den stringenteren Anforderungen an die Dokumentation im Rahmen der HACCP-Konzepte für größere Betriebe korreliert.

Sowohl beim Wareneingang als auch beim Warenausgang wurden die mit Abstand häufigsten Mängel im Hinblick auf die eindeutige Identifizierbarkeit der Produkte über die Los-/Chargennummer und das Mindesthaltbarkeitsdatum (MHD) festgestellt.

Insbesondere die eindeutige Identifizierbarkeit von Lebensmitteln über das MHD und die Losnummer bilden die Grundlage und notwendige Voraussetzung für die Rückverfolgbarkeit der Produkte. Eine interne Chargenrückverfolgung war bei 60 % der zertifizierten Betriebe und bei 34 % der nicht zertifizierten Betriebe möglich (Tab. 7.4.1b).

Von den Überwachungsbehörden wurden überwiegend mündliche Verwarnungen ausgesprochen. Seltener wurden schriftliche Verwarnungen oder Verfügungen zugestellt. Bußgeldverfahren gegen betroffene Unternehmen wurden in 3 Fällen, Strafverfahren in 2 Fällen eingeleitet (Tab. 7.4.1c).

### 7.4.4   Schlussfolgerungen

Die Ergebnisse dieses Programms zeigen, dass das hier behandelte Thema im Rahmen der amtlichen Kontrolle verstärkt berücksichtigt werden sollte. Ein Aufgreifen dieses Themas in einem späteren, ggf. angepassten Programm sollte darüber hinaus in Erwägung gezogen werden.

Tab. 7.4.1a   Ergebnisse der Überprüfung der Belastbarkeit von Systemen zur Rückverfolgbarkeit in kleinen und mittleren Betrieben

| Art des Betriebs/ Betriebsgröße | 1. Anzahl der kontrollierten Betriebe | 2. Anzahl der Betriebe nach 1. mit ausschließlich direkter Abgabe an den Endverbraucher | 3. Gesamtzahl der Betriebe nach 1. mit Mängeln | 4. Anzahl der Betriebe nach 1., in denen für den Wareneingang nur teilweise oder gar keine Angaben vorhanden waren zu | | | | | | |
| | | | | Lieferanten | Art des Produktes | eindeutige Identifizierung der Produkte über | | Datum der Lieferungen (Warenannahme) | gelieferte Menge | Information nicht innerhalb 24 h |
| | | | | | | MHD | Los-Nr. Charge | | | |
| zertifizierte Betriebe | | | | | | | | | | |
| Betriebe bis 10 Mitarbeiter | 95 | 22 | 14 | 4 | 2 | 9 | 9 | 6 | 3 | 2 |
| Betriebe mit mehr als 10 und weniger als 50 Mitarbeitern | 157 | 23 | 24 | 2 | 2 | 14 | 16 | 5 | 1 | 1 |
| Betriebe mit mehr als 50 und bis 100 Mitarbeiter | 88 | 2 | 10 | – | – | 3 | 2 | 1 | – | – |
| Gesamt | 340 | 47 | 48 | 6 | 4 | 26 | 27 | 12 | 4 | 3 |
| nicht zertifizierte Betriebe | | | | | | | | | | |
| Betriebe bis 10 Mitarbeiter | 501 | 172 | 144 | 33 | 28 | 91 | 103 | 28 | 17 | 34 |
| Betriebe mit mehr als 10 und weniger als 50 Mitarbeitern | 265 | 67 | 66 | 4 | 12 | 46 | 38 | 6 | 5 | 6 |
| Betriebe mit mehr als 50 und bis 100 Mitarbeiter | 59 | 7 | 15 | 3 | 1 | 6 | 6 | – | – | 1 |
| Gesamt | 825 | 246 | 225 | 40 | 41 | 143 | 147 | 34 | 22 | 41 |
| zertifizierte und nicht zertifizierte Betriebe | | | | | | | | | | |
| Gesamt | 1.165 | 293 | 273 | 46 | 45 | 169 | 174 | 46 | 26 | 44 |

**Tab. 7.4.1b** Ergebnisse der Überprüfung der Belastbarkeit von Systemen zur Rückverfolgbarkeit in kleinen und mittleren Betrieben

| Art des Betriebs/ Betriebsgröße | 1. Anzahl der kontrollierten Betriebe | 5. Anzahl der Betriebe nach 1., in denen für den Warenausgang nur teilweise oder gar keine Angaben vorhanden waren zu | | | | | | | 6. Anzahl der Betriebe nach 1. mit interner Chargenrückverfolgung | 7. Anzahl der Betriebe nach 1. mit Mängeln bei der Eingrenzung von Warenein- und Warenausgängen | 8. Anzahl der Betriebe nach 1. mit Mängeln in der Nämlichkeit |
| | | Kunde | Datum der Lieferungen | Art des Produktes | eindeutige Identifizierung der Produkte über | | gelieferte Menge | Information nicht innerhalb 24 h | | | |
| | | | | | MHD | Los-Nr. Charge | | | | | |
| zertifizierte Betriebe | | | | | | | | | | | |
| Betriebe bis 10 Mitarbeiter | 95 | 6 | 5 | 5 | 12 | 16 | 5 | 4 | 49 | 5 | 2 |
| Betriebe mit mehr als 10 und weniger als 50 Mitarbeitern | 157 | 8 | 3 | 2 | 17 | 18 | 4 | 2 | 95 | 5 | 2 |
| Betriebe mit mehr als 50 und bis 100 Mitarbeiter | 88 | 2 | – | – | 11 | 12 | 1 | 3 | 60 | 3 | 6 |
| **Gesamt** | **340** | **16** | **8** | **7** | **40** | **46** | **10** | **9** | **204** | **13** | **10** |
| nicht zertifizierte Betriebe | | | | | | | | | | | |
| Betriebe bis 10 Mitarbeiter | 501 | 45 | 28 | 33 | 93 | 118 | 33 | 30 | 162 | 56 | 70 |
| Betriebe mit mehr als 10 und weniger als 50 Mitarbeitern | 265 | 8 | 6 | 10 | 48 | 55 | 6 | 4 | 97 | 21 | 26 |
| Betriebe mit mehr als 50 und bis 100 Mitarbeiter | 59 | – | – | – | 5 | 9 | – | 10 | 23 | 6 | 11 |
| **Gesamt** | **825** | **53** | **34** | **43** | **146** | **182** | **39** | **44** | **282** | **83** | **107** |
| zertifizierte und nicht zertifizierte Betriebe | | | | | | | | | | | |
| **Gesamt** | **1.165** | **69** | **42** | **50** | **186** | **228** | **49** | **53** | **486** | **96** | **117** |

**Tab. 7.4.1c** Ergebnisse der Überprüfung der Belastbarkeit von Systemen zur Rückverfolgbarkeit in kleinen und mittleren Betrieben

| Art des Betriebs/ Betriebsgröße | 1. Anzahl der kontrollierten Betriebe | 9. getroffene Maßnahmen | | | | |
|---|---|---|---|---|---|---|
| | | mündliche Verwarnung | schriftliche Verwarnung | schriftliche Verfügung | Bußgeldverfahren eingeleitet | Strafverfahren eingeleitet |
| zertifizierte Betriebe | | | | | | |
| Betriebe bis 10 Mitarbeiter | 95 | 8 | – | – | – | – |
| Betriebe mit mehr als 10 und weniger als 50 Mitarbeitern | 157 | 12 | – | 1 | – | – |
| Betriebe mit mehr als 50 und bis 100 Mitarbeiter | 88 | 5 | – | – | – | – |
| **Gesamt** | **340** | **25** | – | 1 | – | – |
| nicht zertifizierte Betriebe | | | | | | |
| Betriebe bis 10 Mitarbeiter | 501 | 50 | 8 | 6 | 1 | 2 |
| Betriebe mit mehr als 10 und weniger als 50 Mitarbeitern | 265 | 31 | 1 | 2 | 2 | – |
| Betriebe mit mehr als 50 und bis 100 Mitarbeiter | 59 | 3 | – | – | – | – |
| **Gesamt** | **825** | **84** | **9** | **8** | **3** | **2** |
| zertifizierte und nicht zertifizierte Betriebe | | | | | | |
| **Gesamt** | **1.165** | **109** | **9** | **9** | **3** | **2** |

## 7.5   Nachgemachter Joghurt in der Gastronomie (Joghurt mit Pflanzenfett)

Dr. Gunda Morales, LAVES – LVI, Oldenburg

### 7.5.1   Ausgangssituation

Spezialitäten wie „Joghurt mit Honig" werden häufig in der Gastronomie angeboten und entweder selbst hergestellt oder in Großgebinden im Spezialhandel eingekauft. Auch Zaziki wird häufig in Speisekarten als „aus griechischem/türkischem Joghurt hergestellt" bezeichnet. Es wird vermutet, dass dabei nicht immer Joghurts, sondern vielfach auch ähnliche Produkte mit Pflanzenfett eingesetzt werden, die im Gastronomiefachhandel für derartige Verwendungen erhältlich sind. Pflanzenfett hat gegenüber Milchfett Vorteile in der Produktion (Preis, Lagerung, Verarbeitung). Bei einem als „Joghurt" bezeichneten Erzeugnis darf Milchfett jedoch nicht durch Pflanzenfett ersetzt werden. Die Bezeichnung eines Produktes als „Joghurt", das pflanzliche Öle oder Fette enthält, stellt einen Verstoß gegen den Bezeichnungsschutz für Milcherzeugnisse dar und entspricht nicht der Verbrauchererwartung. Da diese Produkte über den Gastronomiefachhandel und das Internet bezogen und falsche Bezeichnungen wie „Joghurt … " dabei erst bei Abgabe an den Endverbraucher verwendet werden, ist eine Überwachung nur auf der Stufe der Gastronomie möglich.

### 7.5.2   Ziel

Das Programm sollte einen Überblick darüber verschaffen, ob mit Joghurt verwechselbare Produkte mit Pflanzenfett in der Gastronomie verwendet werden. Sofern diese Produkte zum Einsatz kamen, wurde auch darauf geachtet, unter welcher Bezeichnung sie dem Verbraucher angeboten werden.

### 7.5.3   Ergebnisse

An diesem Programm beteiligten sich 8 Bundesländer mit insgesamt 541 Betriebskontrollen.

Bei 89 Betriebskontrollen (16 %) wurden Produkte vorgefunden, bei denen schon aus der Dokumentenprüfung zu erkennen war, dass sie kein Joghurt oder Joghurterzeugnis waren, weil sie Pflanzenfett enthielten. Die Verwendung dieser Produkte in der Gastronomie ist folglich nicht unerheblich.

In ca. 50 % der Fälle (46 von 89), bei denen es sich laut Lieferunterlagen um Produkte mit Pflanzenfett handelte, wurde auf der Speisekarte eine falsche Verkehrsbezeichnung, wie z. B. „Joghurt", angegeben (Tab. 7.5.1a/b).

Bei 22 Betriebskontrollen erfolgte eine Probennahme. In 15 Proben wurde die Verwendung von Pflanzenfett analytisch nachgewiesen, darunter auch 2 Proben aus Betrieben, deren Lieferunterlagen/Originalgebinde keinen Hinweis auf Pflanzenfett enthalten hatten.

In 2 Fällen wurden Strafverfahren eingeleitet, da es sich bei der Zutat „Joghurt" bei Dessertspeisen jeweils um ein nachgemachtes Erzeugnis handelte. Als Ausgangsprodukt war in beiden griechischen Restaurants eine „Zubereitung aus Milch, Joghurtkulturen und pflanzlichem Fett nach griechischer Art – 10 % Fett" verwendet worden. Da das Ausgangsprodukt korrekt gekennzeichnet war, in der Speisekarte jedoch „Joghurt mit Honig und Nüssen" bzw. „Joghurt mit Obst, Feigen, Honig und Nüssen" angeboten wurden, war von einer vorsätzlichen Irreführung auszugehen.

Zusammengefasst führten 9 % der durchgeführten Betriebskontrollen zur Feststellung des nicht rechtskonformen Inverkehrbringens von „nachgemachtem Joghurt". Eine Probenahme war hierfür in den meisten Fällen nicht erforderlich.

### 7.5.4   Schlussfolgerungen

Die Ergebnisse dieses Programms zeigen, dass das hier behandelte Thema im Rahmen der amtlichen Kontrolle verstärkt berücksichtigt werden sollte. Hinweise auf die Verwendung von Ersatzprodukten anstelle von Joghurt ergeben sich häufig schon aus der Kennzeichnung der Originalgebinde oder aus den Lieferunterlagen.

**Tab. 7.5.1a** Ergebnis der Überprüfung von Betrieben, in denen mit Joghurt verwechselbare Produkte mit Pflanzenfett gemäß Lieferunterlagen bzw. Verpackungskennzeichnungen verwendet werden

| Betriebsart | 1. Anzahl kontrollierter Betriebe | 2. Anzahl Betriebe nach 1., in denen mit Joghurt verwechselbare Produkte mit Pflanzenfett gemäß Lieferunterlagen bzw. Verpackungskennzeichnungen verwendet werden | 3. Anzahl Betriebe nach 2., in denen die Verkehrsbezeichnung in der Speisekarte nicht korrekt war | 4. Anzahl Betriebe nach 2., in denen eine Probenahme erfolgte | 5. Anzahl Betriebe nach 4., in denen Pflanzenfett in der Probe nachgewiesen wurde | 6. Anzahl Betriebe nach 2., bei denen die Angaben auf dem Lieferschein und auf der Speisekarte übereinstimmend waren | 7. Getroffene Maßnahme in den Betrieben nach 2. | | | | | |
|---|---|---|---|---|---|---|---|---|---|---|---|---|
| | | | | | | | Belehrung | mündliche Verwarnung | schriftliche Verwarnung | schriftliche Verfügung | Bußgeldverfahren eingeleitet | Strafverfahren eingeleitet |
| Imbissbetriebe | 198 | 22 | 2 | 2 | 2 | 15 | 1 | 2 | – | – | 8 | – |
| Gaststätten/ Restaurants | 322 | 66 | 43 | 12 | 11 | 26 | 36 | 26 | 1 | – | 1 | – |
| Bringdienste (Verzehr nicht im Entnahmebetrieb) | 4 | – | – | – | – | – | – | – | – | – | – | – |
| Einrichtungen zur Gemeinschaftsverpflegung | 15 | 1 | 1 | – | – | – | 1 | – | – | – | – | – |
| k. A. | 2 | – | – | – | – | – | – | – | – | – | – | – |
| **Gesamt** | **541** | **89** | **46** | **14** | **13** | **41** | **38** | **28** | **1** | | **9** | **–** |

**Tab. 7.5.1b** Ergebnis der Überprüfung von Betrieben, in denen mit Joghurt verwechselbare Produkte mit Pflanzenfett gemäß Lieferunterlagen bzw. Verpackungskennzeichnungen **nicht** verwendet werden

| Betriebsart | 1. Anzahl kontrollierter Betriebe | 2. Anzahl Betriebe nach 1., in denen mit Joghurt verwechselbare Produkte mit Pflanzenfett gemäß Lieferunterlagen bzw. Verpackungskennzeichnungen nicht verwendet werden | 3. Anzahl Betriebe nach 2., in denen die Verkehrsbezeichnung in der Speisekarte nicht korrekt war | 4. Anzahl Betriebe nach 2., in denen eine Probenahme erfolgte | 5. Anzahl Betriebe nach 4., in denen Pflanzenfett in der Probe nachgewiesen wurde | 6. Anzahl Betriebe nach 2., bei denen die Angaben auf dem Lieferschein und auf der Speisekarte übereinstimmend waren | 7. Getroffene Maßnahme in den Betrieben nach 2. | | | | | |
|---|---|---|---|---|---|---|---|---|---|---|---|---|
| | | | | | | | Belehrung | mündliche Verwarnung | schriftliche Verwarnung | schriftliche Verfügung | Bußgeldverfahren eingeleitet | Strafverfahren eingeleitet |
| Imbissbetriebe | 198 | 176 | 1 | 2 | – | 153 | – | – | 1 | – | – | – |
| Gaststätten/ Restaurants | 322 | 256 | 3 | 5 | 2 | 135 | 1 | – | – | – | – | 2 |
| Bringdienste (Verzehr nicht im Entnahmebetrieb) | 4 | 4 | – | – | – | 4 | – | – | – | – | – | – |
| Einrichtungen zur Gemeinschaftsverpflegung | 15 | 14 | 1 | 1 | – | 11 | – | – | – | – | – | – |
| k. A. | 2 | 2 | – | – | – | 2 | – | – | – | – | – | – |
| Gesamt | 541 | 452 | 5 | 8 | 2 | 305 | 1 | – | 1 | – | – | 2 |

## Nationale Gesetzgebung

AVV RÜb — Allgemeine Verwaltungsvorschrift über Grundsätze zur Durchführung der amtlichen Überwachung lebensmittelrechtlicher, weinrechtlicher und tabakrechtlicher Vorschriften (AVV Rahmen-Überwachung AVV RÜb) vom 3. Juni 2008. GMBl Nr. 22, S. 426, zuletzt geändert durch Verwaltungsvorschrift vom 1. Juni 2012 (BAnz AT 08.06.2012 B3, S. 1)

BedGgstV — Bedarfsgegenständeverordnung in der Fassung der Bekanntmachung vom 23. Dezember 1997 (BGBl. 1998 I S. 5), geändert durch Art. 1 der Verordnung vom 24. Juni 2013 (BGBl. I, S. 1682)

KosmetikV — Verordnung über kosmetische Mittel (Kosmetik-Verordnung) in der Fassung der Bekanntmachung vom 7. Oktober 1997 (BGBl. S. 2410), zuletzt geändert durch Art. 1 der Verordnung vom 21. Dezember 2012 (BGBl. 2013 I, S. 2)

LFGB — Lebensmittel-, Bedarfsgegenstände- und Futtermittelgesetzbuch (Lebensmittel- und Futtermittelgesetzbuch – LFGB) in der Neufassung vom 24.07.2009 (BGBl. I S. 2205), zuletzt geändert durch Artikel 3 des Gesetzes vom 23. Juli 2013 (BGBl. I, S. 2565)

Tier-LMHV — Verordnung über Anforderungen an die Hygiene beim Herstellen, Behandeln und Inverkehrbringen von bestimmten Lebensmitteln tierischen Ursprungs (Tierische Lebensmittel-Hygieneverordnung – Tier-LMHV) vom 8. August 2007 (BGBl. I, S. 1816, 1828), zuletzt geändert durch Art. 1 der Verordnung vom 10. November 2011 (BGBl. I, S. 2233)

ZZulV — Verordnung über die Zulassung von Zusatzstoffen zu Lebensmitteln zu technologischen Zwecken (Zusatzstoff-Zulassungsverordnung – ZZulV) vom 29. Januar 1998 (BGBl. I S. 230), zuletzt geändert durch Art. 3 der Verordnung vom 21. Mai 2012 (BGBl. I, S. 1201)

TrinkwV 2001 — Trinkwasserverordnung in der Fassung der Bekanntmachung vom 2. August 2013 (BGBl. I S. 2977)

## EU Gesetzgebung

### Verordnungen

Verordnung (EG) Nr. 178/2002 des Europäischen Parlaments und des Rates vom 28. Januar 2002 zur Festlegung der allgemeinen Grundsätze und Anforderungen des Lebensmittelrechts, zur Errichtung der Europäischen Behörde für Lebensmittelsicherheit und zur Festlegung von Verfahren zur Lebensmittelsicherheit. ABl. L 31 vom 1.2.2002, S. 1, zuletzt geändert durch Verordnung (EG) Nr. 596/2009 des Europäischen Parlaments und des Rates vom 18. Juni 2009. ABl. L 188 vom 18.7.2009, S. 14.

Verordnung (EG) Nr. 852/2004 des Europäischen Parlaments und des Rates vom 29. April 2004 über Lebensmittelhygiene. ABl. L 139 vom 30.4.2004, S. 1, zuletzt geändert durch Verordnung (EG) Nr. 219/2009 des Europäischen Parlaments und des Rates vom 11. März 2009. ABl. L 87 vom 31.3.2009, S. 109.

Verordnung (EG) Nr. 2073/2005 der Kommission vom 15. November 2005 über mikrobiologische Kriterien für Lebensmittel. ABl. L 338 vom 22.12.2005, S. 1, zuletzt geändert durch Verordnung (EU) Nr. 209/2013 der Kommission vom 11. März 2013. ABL. L 68 vom 12.3.2013, S. 19.

Verordnung (EG) Nr. 1881/2006 der Kommission vom 19. Dezember 2006 zur Festsetzung der Höchstgehalte für bestimmte Kontaminanten in Lebensmitteln. ABl. L 364 vom 20.12.2006, S. 5, zuletzt geändert durch Verordnung (EU) Nr. 1058/2012 der Kommission vom 12. November 2012. ABl. L 313 vom 13.11.2012, S. 14.

Verordnung (EG) Nr. 1907/2006 des Europäischen Parlaments und des Rates vom 18. Dezember 2006 zur Registrierung, Bewertung, Zulassung und Beschränkung chemischer Stoffe (REACH), zur Schaffung einer Europäischen Chemikalienagentur, zur Änderung der Richtlinie 1999/45/EG und zur Aufhebung der Verordnung (EWG) Nr. 793/93 des Rates sowie der Richtlinien 91/155/EWG, 93/67/EWG, 93/105/EG und 2000/21/EG der Kommission. ABl. L 396 vom 30.12.2006, S. 1, zuletzt geändert durch Verordnung (EU) Nr. 126/2013 der Kommission vom 13. Februar 2013. ABl. L 43 vom 14.2.2013, S. 24.

Verordnung (EG) 1333/2008 des Europäischen Parlaments und des Rates vom 16. Dezember 2008 über Lebensmittelzusatzstoffe. ABl L 354 vom 31.12.2008, S. 16, zuletzt geändert durch Verordnung (EU) Nr. 256/2013 der Kommission vom 20. März 2013. ABl. L 79 vom 21.3.2013, S. 24.

Verordnung (EU) Nr. 10/2011 der Kommission vom 14. Januar 2011 über Materialien und Gegenstände aus Kunststoff, die dazu bestimmt sind, mit Lebensmitteln in Berührung zu kommen. ABl. L 12 vom 15.1.2011, S. 1, zuletzt geändert durch Verordnung (EU) Nr. 1183/2012 der Kommission vom 30. November 2012. ABl. L 338 vom 12.12.2012, S. 11.

Verordnung (EU) Nr. 835/2011 der Kommission vom 19. August 2011 zur Änderung der Verordnung (EG) Nr. 1881/2006 im Hinblick auf Höchstgehalte an polyzyklischen aromatischen Kohlenwasserstoffen in Lebensmitteln. ABl. L 215 vom 20.8.2011, S. 4.

**Richtlinien**

Richtlinie 2009/48/EG des Europäischen Parlaments und des Rates vom 18. Juni 2009 über die Sicherheit von Spielzeug, ABl. L 170 vom 30.6.2009, S. 1, zuletzt geändert durch Richtlinie 2012/7/EU der Kommission vom 2. März 2012. ABl. L 64 vom 3.3.2012, S. 7.

### ADI (Acceptable Daily Intake)

ADI steht für „Acceptable Daily Intake" (duldbare tägliche Aufnahmemenge) und gibt die Menge eines Stoffes an, die ein Mensch täglich und ein Leben lang ohne erkennbares gesundheitliches Risiko aufnehmen kann. Eine kurzzeitige Überschreitung des ADI-Wertes durch Rückstände in Lebensmitteln stellt keine Gefährdung der Verbraucher dar, da der ADI-Wert unter Annahme einer täglichen lebenslangen Exposition abgeleitet wird.

### ARfD (Akute Referenzdosis)

Die akute Referenzdosis (ARfD) ist definiert als diejenige Substanzmenge, die über die Nahrung innerhalb eines Tages oder mit einer Mahlzeit ohne erkennbares gesundheitliches Risiko für den Menschen aufgenommen werden kann. Sie wird für Stoffe festgelegt, die im ungünstigsten Fall schon bei einmaliger oder kurzzeitiger Aufnahme toxische Wirkungen auslösen können. Ob eine Schädigung der Gesundheit tatsächlich eintreten kann, muss für jeden Einzelfall geprüft werden.

### Benzo(a)pyren

Benzo(a)pyren gehört zur Stoffklasse der polycyclischen aromatischen Kohlenwasserstoffe (PAK). Es ist der bekannteste Vertreter und gilt derzeit als Leitsubstanz für PAK. Benzo(a)pyren ist stark krebserzeugend und erbgutschädigend.

### Bestimmungsgrenze

Die geringste Menge eines Stoffes, die mengenmäßig eindeutig und sicher bestimmt (quantifiziert) werden kann, wird als „Bestimmungsgrenze" bezeichnet. Sie ist von dem verwendeten Verfahren, den Messgeräten und dem zu untersuchenden Lebensmittel abhängig.

### Eigenkontrolle

Die am Lebensmittelverkehr Beteiligten sind im Rahmen ihrer Sorgfaltspflicht und der Bestimmungen zur Produkthaftung zur Eigenkontrolle verpflichtet. Unter Eigenkontrollen werden Befunderhebungen und Konzepte sowohl zur Sicherstellung einer guten Herstellungspraxis und guten Hygienepraxis als auch zur Sicherstellung der gesundheitlichen Unbedenklichkeit der Lebensmittel verstanden.

### GHP

„Gute Hygiene Praxis" (GHP): Mit guter Hygienepraxis arbeiten Betriebe, wenn sie bezüglich der Hygiene Verfahren anwenden, die dem anerkannten Stand von Wissenschaft und Technik entsprechen, den rechtlichen Anforderungen genügen und von fachlich geeignetem Personal mit angemessener Sorgfalt durchgeführt werden. Die Beschreibung der guten Hygienepraxis erfolgt in so genannten Leitlinien.

### Höchstgehalt/Höchstmenge

Höchstgehalte sind in der Gesetzgebung festgeschriebene, höchstzulässige Mengen für Rückstände und Kontaminanten in oder auf Erzeugnissen, die beim gewerbsmäßigen Inverkehrbringen nicht überschritten werden dürfen. Sie werden sowohl in der EU als auch in Deutschland grundsätzlich nach dem Minimierungsgebot festgesetzt, d.h. so niedrig wie unter den gegebenen Produktionsbedingungen und nach guter landwirtschaftlicher Praxis möglich, aber niemals höher als toxikologisch vertretbar. Bei der Festsetzung von Höchstgehalten werden deshalb in der Regel toxikologische Expositionsgrenzwerte, wie z. B. die duldbare tägliche Aufnahmemenge (ADI; acceptable daily intake) oder die akute Referenzdosis (ARfD) berücksichtigt, die noch Sicherheitsfaktoren – meistens Faktor 100 – beinhalten, so dass bei einer gelegentlichen Überschreitung der Höchstgehalte keine gesundheitliche Gefährdung des Verbrauchers zu erwarten ist. Nichts desto trotz sind die Höchstgehalte einzuhalten. Verantwortlich dafür ist in erster Linie der Hersteller/Erzeuger bzw. bei der Einfuhr aus Drittländern der in der EU ansässige Importeur. Die amtliche Lebensmittelüberwachung kontrolliert stichprobenweise das Erzeugnisangebot auf die Einhaltung der Höchstgehalte. Bei Überschreitung eines

*Berichte zur Lebensmittelsicherheit 2012*, DOI 10.1007/978-3-319-02810-1_9,
© Bundesamt für Verbraucherschutz und Lebensmittelsicherheit (BVL) 2013

Höchstgehalts ist das Produkt nicht verkehrsfähig und darf nicht verkauft werden.

Der gleichbedeutende Begriff Höchstmenge wird in Deutschland noch in verschiedenen Verordnungen, so z. B. in der Rückstands-Höchstmengenverordnung (RHmV) für die rechtliche Regelung von Rückständen von Pflanzenschutzmitteln in und auf Lebensmitteln verwendet.

## m
Vgl. Richtwert

## M
Vgl. Warnwert

## Median
Der Median ist derjenige Zahlenwert, der die Reihe der nach ihrer Größe geordneten Messwerte halbiert. Das bedeutet, die eine Hälfte der Messwerte liegt unter dem Median, die andere Hälfte darüber. Er entspricht damit dem 50. Perzentil.

## Mittelwert
Der Mittelwert ist eine statistische Kennzahl, die zur Charakterisierung von Daten dient. Im vorliegenden Bericht wird ausschließlich der arithmetische Mittelwert benutzt. Er berechnet sich als Summe der Messwerte geteilt durch ihre Anzahl.

## Perzentil
Perzentile sind Werte, welche die Reihe der nach ihrer Größe geordneten Messwerte teilen. So ist z. B. das 90. Perzentil der Wert, unter dem 90 % der Messwerte liegen, zehn Prozent hingegen liegen über dem 90. Perzentil.

## Polycyclische aromatische Kohlenwasserstoffe (PAK)
Polycyclische aromatische Kohlenwasserstoffe (PAK) sind eine Stoffklasse von mehr als 250 organischen Verbindungen, die mehrere kondensierte aromatische Ringe enthalten. Sie entstehen bei der unvollständigen Verbrennung von organischem Material bei Temperaturen im Bereich von 400 – 800 °C. Eine Kontamination von Lebensmitteln tritt daher insbesondere dann auf, wenn diese z. B. beim Trocknen oder Räuchern in direkten Kontakt mit den Verbrennungsgasen kommen. Das Gefährdungspotenzial, das von PAK ausgeht, liegt in der krebserzeugenden Eigenschaft vieler polycyclischer aromatischer Kohlenwasserstoffe begründet. Der bekannteste Vertreter dieser Stoffklasse ist Benzo(a)pyren. Es ist stark krebserzeugend und erbgutverändernd und gilt derzeit als Leitsubstanz für polycyclische aromatische Kohlenwasserstoffe. Eine Ausdehnung der Höchstgehaltsregelungen auf drei weitere Leitsubstanzen (Chrysen, Benz(a)anthracen, Benzo(b)fluoranthen) wird zurzeit in der zuständigen Arbeitsgruppe der EU-Kommission, in der Sachverständige der Mitgliedstaaten vertreten sind, diskutiert.

## Quantifizierte Gehalte
Als „quantifizierte Gehalte" werden Konzentrationen von Stoffen bezeichnet, welche über der jeweiligen Bestimmungsgrenze liegen und folglich mit der gewählten analytischen Methode zuverlässig quantitativ bestimmt werden können.

## Richtwert (m)
Richtwerte geben eine Orientierung, welche Mikroorganismengehalte in den jeweiligen Lebensmitteln bei Einhaltung einer guten Hygienepraxis akzeptabel sind. Im Rahmen der betrieblichen Eigenkontrollen zeigt eine Überschreitung des Richtwertes Schwachstellen im Herstellungsprozess und die Notwendigkeit an, die Wirksamkeit der vorbeugenden Maßnahmen zu überprüfen, und Maßnahmen zur Verbesserung der Hygienesituation einzuleiten.

## Rückstand
Als „Rückstände" im eigentlichen Sinne werden im Gegensatz zu Kontaminanten die Rückstände von absichtlich zugesetzten bzw. angewendeten Stoffen bezeichnet.

So sind Rückstände von Pflanzenschutzmitteln definiert als: Ein Stoff oder mehrere Stoffe, die in oder auf Pflanzen oder Pflanzenerzeugnissen, essbaren Erzeugnissen tierischer Herkunft oder anderweitig in der Umwelt vorhanden sind und deren Vorhandensein von der Anwendung von Pflanzenschutzmitteln herrührt, einschließlich ihrer Metaboliten und Abbau- oder Reaktionsprodukte.

„Tierarzneimittelrückstände" bezeichnen alle pharmakologisch wirksamen Stoffe, seien es wirksame Bestandteile, Arzneiträger oder Abbauprodukte, und ihre Stoffwechselprodukte, die in Nahrungsmitteln auftreten, welche von Tieren gewonnen wurden, denen das betreffende Tierarzneimittel verabreicht wurde.

## TDI (Tolerable Daily Intake)
TDI steht für „Tolerable Daily Intake" (duldbare tägliche Aufnahmemenge) und gibt die Menge eines Stoffes an, die ein Mensch ein Leben lang täglich aufnehmen kann, ohne dass nachteilige Wirkungen auf die Gesundheit zu erwarten sind.

## Toxizität/toxisch
Giftigkeit/giftig

**Warnwert (M)**

Warnwerte geben Mikroorganismengehalte an, deren Überschreitung einen Hinweis darauf gibt, dass die Prinzipien einer guten Hygiene- und/oder Herstellungspraxis verletzt wurden. Bei einer Warnwertüberschreitung von pathogenen Mikroorganismen wie Salmonellen und *Listeria monocytogenes* ist eine Gesundheitsgefährdung des Verbrauchers nicht auszuschließen.

# Abkürzungsverzeichnis

| | |
|---|---|
| Abs. | Absatz |
| Art. | Artikel |
| AVV | Allgemeine Verwaltungsvorschrift |
| BfR | Bundesinstitut für Risikobewertung |
| BGBl | Bundesgesetzblatt |
| BMELV | Bundesministerium für Ernährung, Landwirtschaft und Verbraucherschutz |
| BVL | Bundesamt für Verbraucherschutz und Lebensmittelsicherheit |
| BÜp | Bundesweiter Überwachungsplan |
| BzL | Berichte zur Lebensmittelsicherheit |
| CVUA | Chemisches und Veterinäruntersuchungsamt |
| DGHM | Deutsche Gesellschaft für Hygiene und Mikrobiologie |
| DIN | Deutsches Institut für Normung e. V. |
| EFSA | Europäische Behörde für Lebensmittelsicherheit (European Food Safety Authority) |
| EG | Europäische Gemeinschaft |
| ELISA | Enzyme-linked Immunosorbent Assay |
| EU | Europäische Union |
| HACCP | Gefahrenanalyse kritischer Kontrollpunkte (Hazard Analysis and Critical Control Point) |
| ILC | Institut für Lebensmittelchemie |
| JVL | Journal für Verbraucherschutz und Lebensmittelsicherheit |
| k. A. | keine Angabe |
| KbE | koloniebildende Einheit |
| LAV | Länderarbeitsgemeinschaft Verbraucherschutz |
| LAVES | Niedersächsisches Landesamt für Verbraucherschutz und Lebensmittelsicherheit |
| LFGB | Lebensmittel- und Futtermittel-Gesetzbuch |
| LUA | Landesuntersuchungsamt |
| LVI | Lebensmittel- und Veterinärinstitut |
| m | Richtwert (DGHM) |
| M | Warnwert (DGHM) |
| MHD | Mindesthaltbarkeitsdatum |
| NETSA | N-Ethyl-p-toluolsulfonamid |
| n. n. | nicht nachgewiesen |
| n. u. | nicht untersucht |
| OWL | Ostwestfalen-Lippe |
| PAK | polyzyklische aromatische Kohlenwasserstoffe |
| PCR | Polymerase-Kettenreaktion (Polymerase Chain Reaction) |
| RRW | Rhein-Ruhr-Wupper |
| RÜb | Rahmenüberwachung |
| SMG | Spezifischer Migrationsgrenzwert |
| TDI | Tolerable Daily Intake |
| TWI | Tolerable Weekly Intake |
| TLV | Thüringer Landesamt für Verbraucherschutz |
| VO | Verordnung |
| ZZulV | Zusatzstoffzulassungsverordnung |

*Berichte zur Lebensmittelsicherheit 2012*, DOI 10.1007/978-3-319-02810-1_10,
© Bundesamt für Verbraucherschutz und Lebensmittelsicherheit (BVL) 2013